DOCTEUR G. LEGUÉ

MÉDECINS

ET

EMPOISONNEURS

AU XVIIe SIÈCLE

O nuit désastreuse! O nuit effroyable!

DEUXIÈME MILLE

PARIS

BIBLIOTHÈQUE-CHARPENTIER

G. CHARPENTIER et E. FASQUELLE, ÉDITEURS
11, RUE DE GRENELLE, 11

1896

MÉDECINS

ET

EMPOISONNEURS

AU XVIIᵉ SIÈCLE

DOCTEUR G. LEGUÉ

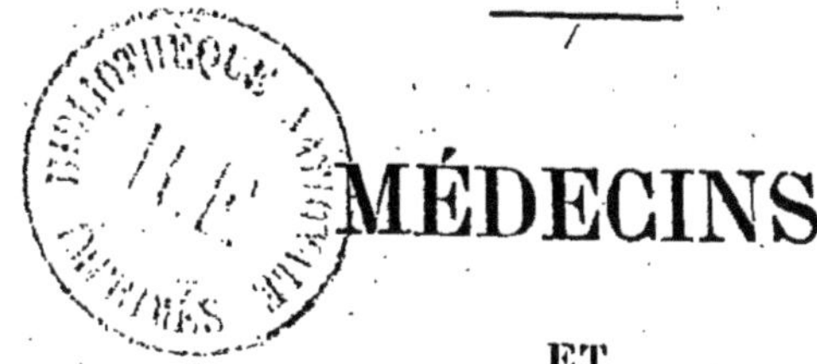

MÉDECINS

ET

EMPOISONNEURS

AU XVIIᵉ SIÈCLE

O nuit désastreuse ! O nuit effroyable !

DEUXIÈME MILLE

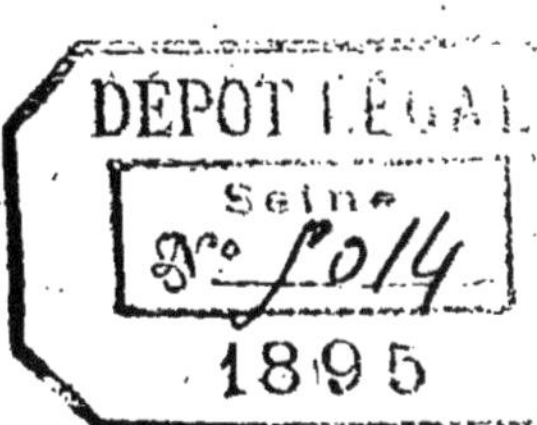

PARIS

BIBLIOTHÈQUE-CHARPENTIER

G. CHARPENTIER ET E. FASQUELLE, ÉDITEURS

11, RUE DE GRENELLE, 11

1895

PRÉFACE

En écrivant ce livre destiné à apporter un modeste complément aux études déjà publiées sur les contemporains de Molière, nous avons voulu plus particulièrement attirer l'attention sur les dessous de la science médicale au XVIIᵉ siècle. Il nous a paru également qu'il pouvait y avoir un certain intérêt à déchirer, avec la hardiesse permise à l'écrivain de bonne foi, les voiles qui enveloppent encore aujourd'hui la cour de Louis XIV, en apparence si policée, et, au fond, si superstitieuse et si dépravée, et à montrer qu'en dépit de la grandeur dont il s'environnait, le tout-puissant monarque n'a pas toujours réussi à nous cacher l'extrême faiblesse de l'homme et ses humiliantes infirmités.

Notre but a donc été de résumer dans ces pages, non seulement ce qui concernait la thérapeutique, mais aussi de faire voir les effets terribles de la superstition, effets terribles en ce sens qu'ils enfantaient des pratiques abominables, telles que les messes noires, les Évangiles sataniques, et bien d'autres encore. Enfin, nous nous sommes efforcé d'étudier les divers degrés de criminalité depuis les empoisonnements jusqu'aux sacrifices rituels des enfants en tenant scrupuleusement compte de la corruption des mœurs de cette société. L'historien, en effet, trouve toujours à exhumer un fait inconnu, à souligner un détail, à préciser une origine, en un mot peut à découvrir d'autres sources de vérités à côté de celles qui se tarissent.

- C'est qu'il y a, dans cette curieuse époque tant de fois explorée et qui cependant n'a jamais été entièrement fouillée, des parties de l'histoire demeurées incomplètes, mystérieuses. Aussi n'avons-nous pas craint de consacrer deux chapitres à la mort de Madame et de revenir sur l'opinion de Littré que nous nous sommes permis de contredire avec le témoignage formel de documents médicaux apportés à l'appui de nos assertions. Nous avons usé de cette liberté sans croire manquer pour cela à la haute déférence due à la mémoire de l'illustre philologue.

De même, Molière, nous a longuement arrêté, parce qu'il est venu à point nommé pour exercer sa puissante ironie sur les médecins du xviie siècle. Et quand on songe aux absurdités qui furent alors débitées et écrites, on comprend que le grand poète ait irrévérencieusement traité la médecine de son temps et qu'il n'ait pas craint de lui porter des coups violents chaque fois que son âme généreuse se trouvait en contact avec la vénalité, la grossière ignorance des charlatans en vogue de la Cour.

En somme, nous avons essayé de mettre en lumière les causes originelles des erreurs scientifiques, médicales et philosophiques dans lesquelles le xviie siècle a été plongé par sa croyance aveugle en Aristote et en Galien. Ces doctrines, dont les Pères de l'Eglise se sont faits les champions et que le clergé d'alors entretenait avec un soin jaloux, éteignaient toute initiative individuelle et emprisonnaient les médecins dans leurs vieilles théories, comme des théologiens dans leur dogme.

On ne doit donc pas s'étonner du mal que purent faire ces médecins du XVIIe siècle. Mais, il faut ajouter, pour être impartial que la faute en fut à leur époque au moins autant qu'à eux-mêmes.

Il nous reste à remercier ceux de nos maîtres et amis qui ont bien voulu nous aider dans toutes les recherches qu'il nous a fallu faire, particulièrement lorsqu'il s'est agi de déterminer les causes véritables de la maladie et de la mort de Madame.

Nous tenons surtout à nous acquitter ici envers le savant professeur de pathologie interne de la Faculté de Paris, M. Debove, et l'un de ses élèves les plus distingués, le docteur Soupeault, sans oublier M. Emile Gilbert, l'auteur d'un livre remarquable : *la Pharmacie à travers les âges*, ni notre érudit ami, M. Frantz Funck-Brentano.

MÉDECINS ET EMPOISONNEURS

AU XVIIᵉ SIÈCLE

CHAPITRE PREMIER

LA MÉDECINE AU TEMPS DE MOLIÈRE

L'art de raisonner au moyen âge. — Toute-puissance du syllogisme. — Bacon et Gassendi le battent en brèche. Les théories de Galien sont l'évangile médical du XVIIᵉ siècle. — Abus meurtrier de la saignée. — Purgatifs singuliers. — Importance capitale du clystère. — Caractère scolastique et religieux des thèses. — L'Église est pour Galien et la médecine est théologique. — Opposition de la Faculté de médecine aux doctrines d'Harvey. Le médecin, tyran domestique, est en butte aux railleries des poètes.

I

La scolastique n'a jamais appris à personne à raisonner ; son but est la démonstration, et la démonstration — pour me servir du terme propre — est le procédé de l'esprit qui, en partant de principes en apparence évidents par eux-mêmes, arrive par un chemin direct à des conséquences tout aussi certaines, parce qu'elles sont tout aussi nécessaires. Mais, comme principal élément de cette démonstration, Aristote nous a laissé l'arbitraire syllogisme, le syllogisme scientifique qui, selon lui, devait nous mettre en rapport direct avec la vérité.

Or, c'est ce syllogisme démonstratif qui a fait la base de tout le raisonnement du moyen âge. C'est lui qui a dicté toutes les formes argumentatoires avec lesquelles on a garrotté la vérité au nom de la raison. L'expérience devait être à tout jamais lettre morte; cela, grâce à lui qui tenait tout le délicat édifice de la pensée dans ses serres étroites. Aristote avait poussé le système tellement loin qu'il n'avait pas craint de déclarer ceci : c'est que toutes les actions de l'homme étaient l'expression d'un syllogisme, ou du moins avaient comme but une conclusion syllogistique, étant donné que c'étaient son intelligence et ses sens qui en fournissaient les prémisses.

Mais, s'il est permis à la logique de dominer par sa méthode de dialectique les vives inspirations de la raison, il ne lui est pas permis de l'étouffer, ni même d'empêcher un instant les mouvements du plus grossier instinct. Aristote ayant trouvé que le nombre des formes du syllogisme s'élevait à quatorze modes de raisonnement a enfermé ce même raisonnement dans un cercle infranchissable ; car il éloignait l'esprit humain de la méthode d'investigation des hommes et des choses, de l'exploration, de l'étude de la nature sans lesquelles il lui est impossible de s'élever à la moindre induction du vrai. Aussi, est-ce vraiment le cas de rappeler ici ce passage de Bacon touchant la scolastique et la réfutant d'avance par son irrécusable bon sens : « que ce consentement unanime qui en impose à première vue n'est qu'un signe trompeur ; que cette multitude d'hommes qui semblent tous être du même sentiment sur la logique et la philosophie d'Aristote, ne s'accordent ainsi que par l'effet d'un même préjugé et d'une même déférence qui les subjuguent tous; que c'est plutôt un assujétissement commun, une coalition d'esclaves, qu'un vrai consentement; que, d'ailleurs, quand ce prétendu consentement serait aussi réel et aussi universel qu'on le dit, tant s'en faut qu'une telle unanimité doive être tenue pour une véritable et solide autorité; qu'au contraire, elle fait naître une violente présomption en faveur du sentiment opposé; et que, dans les choses intellectuelles, c'est, de tous les signes, le plus suspect. »

Pour pratiquer dans son ensemble le système d'Aristote, il était de toute nécessité d'admettre ce que ce philosophe appelait les idées universelles et nécessaires, ce que Leibnitz devait nommer les idées innées, car, sans ces idées innées qui, selon lui, s'éveillaient dans tout homme formulant un jugement, il aurait fallu considérer la pensée comme subjective, c'est-à-dire vouée à n'être jamais sans avoir été fournie par la sensation. Or, c'eût été encourir toutes les foudres de la scolastique que de faire dépendre l'évolution du cerveau des forces de la sensation. Malheur à qui se serait permis un tel blasphème, une telle hérésie ! Cette hérésie, Gassendi allait la développer cependant avec une entière bonne foi, avec une remarquable puissance, et le vieux et pédant syllogisme devait battre en retraite sous la nouvelle doctrine que préconisait, dans tout son éclat, le nouvel initiateur du dogme d'Épicure.

Mais, avant cette période de régénération, voyons comment la griffe impérieuse de la scolastique du moyen âge continuait à mettre son empreinte sur la médecine du xviiᵉ siècle.

Jamais les théories humorales de Galien n'avaient plus abondamment triomphé dans la thérapeutique. Il semblait, en vérité, que le monde moderne n'existât plus ; et, depuis le naturalisme de Pline, depuis la médecine d'Aristote, la société redescendait tous les échelons parcourus, reprenait la méthode routinière, et déclarait hautement que l'homme n'était qu'un abrégé de l'univers, un microcosme, c'est-à-dire un petit monde, et, selon les termes de la docte cabale, qu'il contenait en lui les qualités identiques aux corps qui forment la création.

La thèse de Galien partait de ce principe : « l'eau, le feu, la terre et l'air, c'est-à-dire, les quatre éléments de la nature, sont représentés dans l'économie animale par la bile, l'atrabile, le sang, la pituite. » Si deux ou trois incrédules se permettaient de faire observer qu'on n'avait jamais vu l'atrabile, le chœur des thérapeutistes du xviiᵉ siècle répondait que Galien l'avait vue et certifiée, et que cela devait suffire. Aussi longtemps que ces quatre humeurs restaient en de justes proportions, l'être humain n'avait rien à redouter. Mais si l'une d'elles, dans l'organisme, venait à empiéter un peu plus que de raison, à être altérée dans sa composition, alors le désordre qui s'ensuivait devait mettre l'homme en danger grave. Les axiomes s'enfilaient comme des grains de chapelet et ces axiomes avaient la rigueur d'un article de foi.

1° Toute maladie provenait d'une surabondance d'humeurs;

2° Ces humeurs pouvaient pécher par la quantité et la qualité;

3° S'il y avait excès d'humeurs, c'était la pléthore.

Aussi, on louvoyait entre ces bizarres définitions : production des humeurs, production d'humeurs peccantes. C'était ce que ces messieurs désignaient par cette caractéristique : la cacochymie.

Il allait de soi que, puisque toutes les maladies humaines provenaient des humeurs, la thérapeutique arborait, pour unique méthode de guérison, la saignée, qui arrêtait la pléthore, et la purgation, qui faisait évacuer les humeurs corrompues. Et l'on purgeait et l'on saignait dans le grand siècle avec une facilité de main terrifiante. Les médecins s'en donnaient à lancette que

veux-tu. Jamais les doctrines humorales, érigées en dogme, n'avaient eu de plus farouches défenseurs. Les plus hautes intelligences acceptaient avec une résignation
stupéfiante, l'aphorisme de Botal : « Le
sang dans le corps humain est comme l'eau
dans une bonne fontaine, plus on en tire et
plus il s'en trouve. »

Aujourd'hui encore, on retrouve dans la
société des lettrés, des femmes du monde,
l'expression de ce langage scientifique qui
nous révèle que les doctrines humorales de
Galien ont laissé dans leur pratique une
trace ineffaçable. C'est un reste des courants
anciens qui subsiste toujours chez les personnes, même les plus instruites, et qui leur
fait réclamer parfois du médecin l'application de l'emplâtre destiné à faire couler les
humeurs, ou la saignée, l'antique et fameuse saignée sans laquelle on ne croyait
pas pouvoir conserver ses jours.

Alors, cette folie ou plutôt ce délire de la
saignée emportait dans son évolution les
grands comme les petits. Le médecin avait

fini par devenir un meurtrier légal puisque la docte Faculté enseignait « que le corps humain contient vingt-quatre litres de sang environ, que l'on peut en perdre vingt sans mourir, ainsi qu'on l'a constaté quand un sujet est atteint d'une forte hémorragie, et que, par conséquent, on a la certitude de demeurer dans les voies de la bonne thérapeutique — celle de Galien, bien entendu — en n'en tirant pas une dose plus forte ».

Alors, je le répète, la saignée sévissait avec la fureur d'une épidémie. — Richelieu et Louis XIII, tous les deux phtisiques, en furent les victimes. Richelieu, sous le coup d'une pleurésie avec épanchement purulent, se laissa saigner cinq fois avant de mourir ; et le roi subit le contre-coup des terribles doctrines qui régnaient si violemment que les médecins se les appliquaient à eux-mêmes. Guy Patin fit saigner sa femme douze fois pour une fluxion de poitrine et son fils vingt fois pour une fièvre.

Les fanatiques de Galien ne reculaient ni

devant l'âge ni devant le sexe. Des enfants de trois jours et de deux mois furent saignés. On vit cette opération pratiquée treize fois en quinze jours sur un enfant de sept ans. Quiconque voulait se soustraire à cette obligation était regardé par ses contemporains comme un négateur de la science médicale, par conséquent comme un malhonnête homme.

Il arriva pourtant que Guy de la Brosse ne consentit pas à s'abandonner aux médecins pour ce genre d'opération. Sur la proposition de ceux qui voulaient à toute force lui donner un coup de lancette, il répliqua courageusement que c'était là le remède des pédants sanguinaires, et qu'il préférait la mort à la saignée. Il mourut donc, sans entendre les imprécations que la meute vengeresse d'Aristote fulminait autour de lui. Et comme il avait stoïquement rendu le dernier soupir, Guy Patin écrivit cette phrase enfiellée : « Le diable le saignera dans l'autre monde comme le mérite un fourbe et un athée. »

Je ne sais point si Molière n'est pas atteint par ce trait de férocité comique vouant aux châtiments éternels l'homme qui a pu mettre en doute les théories de la Faculté de médecine en se refusant à respecter ses divins arrêts!

II

Ici, qu'il nous soit permis de revenir un instant sur une assertion énoncée plus haut, à propos de la doctrine galénique, et que les médecins du XVIIe siècle émettaient avec un sérieux imperturbable, assertion qui faisait du corps de l'homme un microcosme. Nous verrons alors que l'on peut employer à son sujet le fameux argument en usage parmi les mathématiciens et qui s'appelle la réduction à l'absurde.

Ceci posé, appréciez cet échantillon de la science médicale de Galien.

« Il y a trois espèces d'âmes. D'une autre part ces trois âmes habitent, l'une dans le foie, l'autre dans le cœur, la troisième dans l'encéphale. Platon paraît convaincu que, de ces espèces ou de ces parties d'âmes, la *Rationnelle* est immortelle. »

Occupons-nous d'abord des espèces d'âmes qui sont dans le cœur ou dans le foie. « Chacun de ces deux viscères a une essence propre. Nous n'avons pas ici à rechercher quelle elle est exactement. Rappelons seulement ce qui regarde la constitution commune à tous les corps. Il a été démontré que tout corps est constitué par deux principes, la matière et la forme; la matière, pouvant être conçue par l'esprit sans qualités, mais contenant en réalité un mélange de quatre qualités : le *chaud*, le *froid*, l'*humide* et le *sec*. De ces qualités résultent le *cuivre*, le *fer*, l'*or*, la *chair*, les *nerfs*, le *cartilage*, la *graisse*, en un mot tout ce que Platon appelle *corps premiers* et Aristote *corps homoiomères*. Ainsi, comme Aristote lui-même dit que l'âme est la forme du corps, l'essence de l'âme, ajoute Galien, sera aussi un mélange, soit, si vous le voulez, des qualités élémentaires : l'humidité et la sécheresse, le froid et la chaleur ; soit, si vous le préférez, des corps élémentaires : l'humide, le chaud, le froid, le sec. J'ai démontré que les puissances de l'âme sont les conséquences de son essence puisque ses actes en sont eux-mêmes la conséquence. Donc, toutes les espèces et toutes les parties de l'âme auront des puissances en rapport avec leur tempérament ! »

Plus loin, Galien fait encore cette étrange réflexion : « Je ne sais pas pourquoi nous sommes pris, dans le délire, par un excès de bile jaune dans le cerveau, ou de mélancolie par un excès de bile noire ou de *lethargus*, et, par conséquent, de perte de mémoire et d'intelligence, par un excès de flegme ou de toute autre matière refroidissante. »

Voilà quel était le fonds des dissertations habituelles des péripatéticiens du xviiᵉ siècle !

En résumé, pour extraire toutes ces biles qui, selon les Galénistes, constituent le tempérament de l'âme, il faut absorber des purgations ; et, ces purgations, c'est encore l'Antiquité qui en fournit le mode, la substance suprême, indéniable. L'Antiquité les administrait du temps d'Hippocrate. Proscrites par Érasistrate, petit-fils d'Aristote, qui les soupçonnait d'altérer la pureté des humeurs dans l'économie, et qui allait même jusqu'à prétendre qu'elles causaient des fièvres putrides, elles furent remises en honneur par Galien lequel affirmait, au contraire, qu'elles rétablissaient la bonne harmonie des courants de la vie physique.

Le xvii° siècle devait donc outrer cette méthode en faisant un usage quotidien des purgatifs appelés à livrer une lutte victorieuse à chacune des quatre humeurs constituant la vie humaine, et qu'il fallait empêcher de prédominer les unes sur les autres. On créa des néologismes pour désigner la fonction des drogues que l'on combinait; on inventa des médicaments. Les *Cholagogues* agissaient sur la bile; les *Hydragogues*, sur les pituites; les *Emménagogues*, sur l'atrabile; d'autres avaient de l'action sur toutes les humeurs à la fois.

Ne reculant devant aucune exagération même risible, la Faculté imaginait des purgatifs particuliers à chaque région du corps, et destinés à réagir sur chacune des humeurs qu'il contenait. Il y en avait pour faire évacuer la bile jaune; d'autres pour expulser l'atrabile de l'estomac, cette fameuse atrabile que personne n'avait jamais vue, mais à laquelle on croyait fermement, d'après Galien. Un troisième agent chassait la pituite de la tête, et l'on peut aisément s'imaginer comment autant d'humeurs à éliminer des divers sièges de l'organisme aggravaient la pratique médicale, déjà farouche et intransigeante à l'infini.

Et toutes ces absurdes théories inspirées par la scolastique étaient, on ne saurait trop insister sur ce point, érigées en dogme et mises en pratique avec un arbitraire sans exemple, avec un fanatisme réellement effrayant.

III

Il est impossible de toucher à ces grands ressorts de la thérapeutique au xviie siècle, les purgatifs, sans parler de l'instrument contemporain du *Malade imaginaire*, — instrument que la Maison de Molière exhibe encore de temps à autre, — porté en sautoir par les apothicaires, et considéré comme la marque bouffonne de leur qualité. La seringue a envoyé des flots de liquides dans les nobles intestins du grand siècle, et il fallait une prodigieuse indépendance d'esprit pour oser railler ouvertement l'appareil dont Louis XIV usait si volontiers qu'à son exemple toute la Cour recevait des clystères.

Le motif, est-il besoin de le rechercher? c'est que ce mode de traitement poussait ses racines, dès la plus haute antiquité, et qu'en conséquence il avait été trop bien vu des anciens pour ne pas être favorablement accueilli par les modernes. L'ibis, dont le cou est aussi long que celui des cigognes, lorsqu'il est gêné par un excès d'humeurs, aspire de l'eau de mer avec son bec et se l'infiltre dans l'intestin. Les Égyptiens connaissaient cet ingénieux procédé, et les premiers médecins grecs et arabes le pratiquaient aux temps les plus reculés. On y avait recours non seulement comme remède habituel pour soulager les voies digestives, mais encore pour guérir des affections sérieuses ; et nous savons par Hérodote que les peuples primitifs se lavaient, de cette façon, l'intérieur du corps trois jours de suite, chaque mois, pour se maintenir en bonne santé.

Il est impossible d'avoir plus défrayé les soirées et les conversations rabelaisiennes de nos aïeux, que ne l'a fait le mode de traitement incarné dans la personne de l'apothicaire Fleurant. Ça a été le texte inépuisable de toutes leurs plaisanteries grasses et salées. Il n'était pas de farce véritable si l'on n'y voyait poindre le bout de la canule légendaire. Avec Valot, Daquin et Fagon, la machine hydraulique fonctionna sans relâche — puisque la Faculté n'admettait que cette méthode comme vraiment oxthodoxe et digne de servir de corollaire à la saignée et aux purgatifs.

Donc, si le remède dont il est si souvent question dans Molière, a trôné en agent souverain, s'est introduit avec une familiarité et un sans-gêne indescriptibles dans toutes les alcôves, et s'il a été tenu en si haute faveur, c'est que, tout en prêtant à rire, il a vraiment soulagé quelquefois.

Il n'y a donc pas lieu de nous étonner si un savant médecin du temps (1668), Régnier de Graaf, a écrit sur ce mode de purgation un traité, *De Clysteribus* (1), qui concourait à prôner une fois de plus le triomphe de la médecine galénique. Nul n'a parlé avec un sérieux plus comique de ce genre d'ablution interne ; nul n'a démontré avec plus de

(1) Publié à Leyde, en 1668, sous ce titre : R. de Graaf, *Med. Doct., de virorum organis generationi inservientibus, de Clysteribus et de usu Siphonis in anatomiâ.*

finesse la terreur des apothicaires menacés dans leur fortune quand il s'acharnait à préconiser l'invention d'un instrument nouveau permettant à tout malade de s'administrer lui-même le clystère *bénin, bénin, bénin*, dont Orgon croit, à chaque instant, devoir rafraîchir ses entrailles. Les apothicaires prévoyant qu'ils pourraient être un beau matin dépossédés de leurs seringues par une invention plus décente et plus commode, — qui n'était autre que l'irrigateur ou clyso à pompe, — poussèrent des cris d'orfraie; et, c'est le cas de rappeler ici que Guy Patin n'avait pas précisément tort quand il flétrissait les dignes « pharmacopoles trop avides de gagner et trop enclins à faire des *parties* d'un prix excessif : *Animal fourbissimum faciens bene partes et lucrans mirabiliter.* »

C'est ainsi que ce genre d'opération que Mme de Maintenon, par pruderie, caractérise du nom de *remède*, trôna avec une supériorité écrasante au chevet de tous, sans exception, et pénétra même au XVIIIe siècle à la Bastille où les prisonniers avaient enfin trouvé moyen d'en prendre eux-mêmes pour se distraire.

On voit quels assauts les disciples d'Aristote livraient, sans trêve ni merci, à la bile et à leur soi-disant atrabile. N'était-ce pas à ce genre de remède que faisait allusion le sonnet sur la fièvre qui tient la princesse Uranie (1) :

> Ah ! faites-la sortir quoiqu'on die
> De votre riche appartement !
>
> . . . .
>
> Si vous la conduisez aux bains
> Sans la marchander davantage
> Noyez-la de vos propres mains.

IV

Quand on revient sur la puérilité des thèses traitées par les détracteurs systématiques de Gassendi, l'on se demande comment les partisans de l'aristotélisme ont

(1) *Les Femmes savantes*, acte III, scène II.

pu faire prévaloir leurs théories devant les gens sérieux pour lesquels, en matière de philosophie naturelle, l'indifférence n'était pas encore érigée en système.

C'était le siècle où les lois de Képler gouvernaient le monde astronomique, couronnant glorieusement les découvertes de Copernic et de Galilée ; où Bayle élaborait d'avance tous les matériaux du XVIIIe siècle dans son *Dictionnaire philosophique et historique*, où un petit groupe de penseurs et de travailleurs aurait cependant suffi à prouver la marche ascendante de l'esprit humain brisant ses entraves en dépit des siècles théologiques. N'en avait-on pas vu des démonstrations victorieuses ? Montaigne ne contenait-il pas en germe tout Pascal ; Gassendi, toute l'école expérimentale, ou plutôt, pour parler le langage du temps, l'école sensualiste de Condillac et d'Helvétius ; et n'était-il pas en rapport avec Bernier, Lullier, Habert de Montmor, et surtout avec le savant astronome Ismaël Bouillaud, ancien prêtre attaché à la paroisse de Saint-Pierre-du-Marché, de Loudun, auteur d'une remarquable lettre adressée à Gassendi au sujet de la mort héroïque d'Urbain Grandier, lettre écrite presque au pied du bûcher de l'infortuné curé? (1). Aussi le philosophe vraiment humain se révélait-il, chez Gassendi, dans ses leçons de haute morale sociale où l'on sentait bien, qu'en dépit de tout, le siècle marchait.

Il n'est pas étonnant que la théologie ait dominé constamment dans les dissertations de la Faculté de médecine, puisque les Pères de l'Église expliquaient et commentaient Galien. Saint Jérôme et saint Grégoire de Nysse en ont été les fervents apologistes (2). Voici pourquoi : la philosophie

(1) Cette très curieuse lettre fait partie de la collection Peiresc, à Aix. J'en ai publié quelques extraits dans mon livre d'*Urbain Grandier*. (Bibliothèque Charpentier. Paris, 1884.)

(2) Les remontrances de la Sorbonne sur lesquelles le Parlement de Paris donna un arrêt contre les chimistes, l'an 1629, portaient *qu'on ne pouvait choquer les principes de la philosophie d'Aristote, sans choquer ceux de la théologie scolastique reçue dans l'Église.*

L'an 1624, le Parlement de Paris bannit de son ressort trois hommes qui avaient voulu soutenir publiquement

ayant détruit dans nos écoles toutes les théories de Platon, de Pythagore et d'Épicure, Galien s'appropriait absolument toute la doctrine aristotélique, laquelle doctrine avait imprimé son mouvement à la théologie. Or, la théologie donnant le ton à toutes les écoles, dès les premiers siècles de l'ère chrétienne, pendant le moyen âge et le XVIIe siècle, les Pères ne pouvaient manquer de placer très haut les théories d'un homme comme Galien, qui faisait revivre Aristote. C'était à l'Église que l'on devait la fortune des idées de Galien. Et cette théologie inspirait précisément des thèses dans le genre de celles que nous allons signaler. L'on reste confondu en songeant que des hommes, revêtus d'une responsabilité aussi grande que celle qui consiste à avoir entre les mains la vie de ses semblables, ont pu con-

des thèses contre la doctrine d'Aristote, défendit « à toutes personnes de publier, vendre et débiter les propositions contenues dans ces thèses, à peine de punition corporelle, et d'enseigner aucunes maximes contre les anciens auteurs et approuvés, à peine de la vie. » (*Dictionnaire* de Bayle. — ARISTOTE.)

sacrer les heures si précieuses de la journée à disserter sur des sujets aussi burlesques et aussi puérils :

An formosæ fecundiores? Les jolies femmes sont-elles plus fécondes que les autres?

Les candidats s'empressaient de répondre affirmativement.

An utrum Tobiæ ex piscis felle curatio naturalis? La cure de Tobie par le fiel d'un poisson est-elle naturelle?

Et les candidats disaient encore oui, pendant que les savants maîtres, ceux qui détenaient entre leurs mains les grands ressorts de la santé publique, opinaient gravement du bonnet.

Étaient-ce des aliénés, ceux qui ne craignaient pas de demander le développement du texte suivant, bon à faire supposer que la Faculté de médecine n'était plus à Paris mais à Bicêtre?

Ex quâ parte manaverit aqua quæ profluxit e mortui Christi latere perforato lanceæ acuto mucrone? De quelle partie du corps provenait l'eau qui s'écoula du côté du Christ quand, mort, il fut percé par la pointe aiguë d'une lance (1)?

Aujourd'hui, la Faculté répondrait que cette eau venait de la plèvre et que Jésus était probablement atteint de pleurésie avec épanchement. Elle ajouterait que c'est certainement là le premier exemple connu de thoracentèse.

Faut-il citer encore une autre question dont l'impertinence est réellement faite pour provoquer le rire? La voici :

An ex salacitate calvities? Le libertinage amène-t-il la calvitie?

Au bout de six heures de discussion, en latin, il fut répondu affirmativement.

Nous avons cependant à enregistrer une thèse passée en 1646 (2), et où la cause

(1) Certains médecins américains, qui probablement ont du temps de reste, se sont occupés récemment de cette grave question, et l'un d'eux, M. le Dr Clarke, s'appuyant sans doute sur des documents inédits trouvés dans les papiers de Renan, a conclu que ce liquide provenait de la vessie.

(2) Consulter à ce sujet un livre très intéressant et très documenté de M. Franklin : *La Vie privée d'autrefois. — Les Médecins.* (Plon, Nourrit et Cie, Paris, 1892.)

de la galanterie française l'emporta sur les amours-propres en jeu :

Estne femina opus naturæ imperfectum? La femme est-elle un ouvrage imparfait de la nature?

A cette demande, il n'y eut qu'un élan unanime entre candidats et docteurs pour répondre : non !

Ainsi, il était question de tout, entre médecins, excepté de l'art de guérir. Pourvu que les matières traitées dans les savantes assemblées répondissent aux théorèmes autrefois approfondis par Hippocrate, Aristote et Galien, la conscience des ergoteurs se trouvait satisfaite. Le doute n'était même pas permis sous peine de créer une scission, un schisme dans ce concile d'esclaves de l'Antiquité prosternés devant elle comme les Pères de l'Église devant les canons du catholicisme. La nature demeurait lettre morte ; tous, bacheliers et savants, se fussent bien gardés de s'attarder une heure dans ce domaine de l'expérimentation, de tenter l'école buissonnière dans l'inconnu, de chercher au delà de ce qui avait constitué l'antique sagesse du paganisme.

Procédant directement des dogmes d'Épicure, Gassendi s'efforçait d'inculquer à ses élèves son culte de la nature génératrice, dans laquelle tout naissait et tout mourait pour se transformer, d'après les principes développés dans Lucrèce dont il était le traducteur. On imagine alors ce qu'il devait exciter de haine. Molière, son disciple préféré, gardait en lui tout l'esprit de ses doctrines. Avec son maître il avait lu, commenté et traduit le poème *De Naturâ rerum*, et l'on comprend pourquoi il combattait sans relâche la barbarie des médecins, leur ignorance, leur ineptie.

D'ailleurs, l'art de guérir ne pouvait faire aucun progrès, puisque ce que les anciens n'avaient pas découvert était réputé ne pas exister. Lorsque Harvey, l'admirable physiologiste d'outre-Manche, vint expliquer victorieusement sa découverte de la circulation du sang, il y eut un *tolle* général. Eh quoi! l'Antiquité n'avait pas traité cette matière, et l'on se permettait d'interroger encore après elle l'organisme humain? Guy Patin et Riolan se mirent à la tête d'une opposition violente et systématique, s'efforçant par tous les moyens possibles d'empêcher la découverte de Harvey de s'imposer au monde savant. Si Harvey triomphait, c'était un coup porté à la maîtrise de la médecine galénique. Les membres de la Faculté de Paris ne se rendirent qu'après avoir épuisé toute la mauvaise foi des objections empruntées à la docte cabale.

Donc, et pour nous résumer, la tendance médicale des praticiens du xvii° siècle ne visait, nous le répétons, qu'à ressusciter dans leur absolutisme les pratiques de Galien, ne rêvant qu'un but unique : assujettir l'organisme aux quatre humeurs et aux quatre qualités qui lui étaient dévolues de par le système d'Aristote. Ah! si l'influence de Gassendi avait été assez forte pour dompter les répugnances de ses contemporains à poursuivre leurs investigations par l'étude du grand livre de la Nature, nul doute que la médecine moderne aurait vu poindre une brillante aurore. Mais Gassendi n'était point médecin. Gassendi ne siégeait pas à la Faculté de Paris, et la vérité avait encore de grandes luttes à soutenir.

Le xviie siècle n'eut pas une littérature nationale, et ce fait, reproché à la médecine de demeurer prosternée devant l'Antiquité, n'est que la résultante de tout le grand mouvement du règne de Louis XIV, absolument rivé au génie antique. La langue française prend du latin la contexture de ces phrases majestueuses telles que les écrira Bossuet; mais tout écrivain procède d'un ancien : La Bruyère traduit Théophraste. Fénelon est un Grec du temps de Platon. Molière étudie dans Térence et dans Plaute le pour et le contre de l'homme. La Fontaine reflète Ésope. Boileau remet en vigueur l'*Art poétique* d'Horace. Racine conserve la fleur d'atticisme du génie hellénique, d'après Euripide. Descartes reprend les thèses d'Aristote. La grande âme de Tertullien frissonne dans les oraisons funèbres

3.

de Bossuet. Rien d'original ne nous transmet, même à fleur de peau, le souffle du sentiment moderne, dans le grand siècle absolument voué aux lettres latines et grecques. Le génie français ne devait définitivement s'affranchir de l'influence des anciens qu'au XVIIIe siècle. Et c'est Voltaire, qui, le premier, allait donner à notre langue cette élégance et cette concision qui la font tant rechercher pour les rapports diplomatiques.

L'art médical du temps n'est donc pas un fait isolé, puisque, depuis les historiens jusqu'aux philosophes, depuis les philosophes jusqu'aux poètes, l'on n'a voulu voir que les formules, les idées, les types laissés par les anciens, d'une façon invariable et précise. C'est l'Antiquité qui a dominé toute l'étendue des esprits, comme le ciel domine l'espace.

La théologie encombrait également la médecine; la révélation tuait la raison. La médecine était un véritable dogme qui rivait le médecin à l'observation de ses règles auxquelles il était forcé de se soumettre comme à la religion catholique, apostolique, et romaine. Dans l'origine, la profession médicale était considérée comme un sacerdoce. Il était défendu à celui qui portait le titre de docteur de se marier; c'est sans doute pour cette cause qu'il crut pendant longtemps pouvoir s'ériger en une sorte de grand Manitou sous le bon vouloir de qui devait évoluer l'infirme humanité. Quand un malade atteignait le dernier période d'une affection réputée mortelle, son médecin ordinaire l'obligeait à se confesser, — ce qui équivalait à un arrêt de mort. Il n'y a pas d'exemple plus typique de la tyrannie, de l'oppression exercées dans une famille par ces porteurs de robe.

Seuls, les poètes osaient narguer ce que l'aristotélisme offrait d'arbitraire et d'inacceptable, en montrant la scolastique imposant ses formules — du médecin jusqu'au magistrat. C'est au point qu'un avocat n'osait pas plaider sans invoquer le dieu humain de la Sagesse; et Racine, dans ses

Plaideurs, ne craint pas de faire bafouer par des éclats de rire le pédant philosophe de cette Grèce lumineuse, à laquelle il demandait cependant ses inspirations.

La scène, qui ne s'en souvient?

L'Intimé est en train de plaider devant Georges Dandin, à propos d'un vol domestique.

> Aristote *primo peri politicon*
> Dit fort bien.....

> DANDIN (*interrompant*).
>
> Avocat, il s'agit d'un chapon
> Et non point d'Aristote et de sa politique.

> L'INTIMÉ
>
> Oui, mais l'autorité du péripatétique
> Prouverait que le bien et le mal.....

> DANDIN
> Je prétends
> Qu'Aristote n'a point d'autorité céans.

C'était, on le voit, porter un furieux coup au maître du divin syllogisme. Mais il fallait être Racine ou Molière pour oser défendre à Aristote l'empire de la raison qu'il avait possédé à lui seul pendant le moyen âge, pour s'obstiner à dire à l'esprit humain : « Reprends ton essor suspendu et cesse de te croire ligotté dans les quatorze propositions de l'éternelle scolastique. Va, viens, cours, discute, cherche de nouveaux horizons à la science du droit comme à l'anthropologie. Fais toucher aux hommes leurs secrètes plaies afin que la vue du mal universel balaie définitivement ces cloaques d'incertitude et d'erreur. »

Et, depuis le XVIIe siècle, nous n'avons pas varié. C'est toujours à Descartes que nous recourons lorsqu'il s'agit d'appliquer la théorie des idées. Tout en faisant la part de l'expérimentation, la philosophie n'a point fait un pas. C'est encore à l'aide du syllogisme que l'on disserte, oubliant que si les prémisses sont fausses tout le reste l'est également. Bien que l'on ait trouvé soixante-quatre figures de syllogismes possibles, on en est encore à faire prédominer dans nos lycées modernes la logique du moyen âge, — cette fameuse logique dont, en vérité, le bonhomme Chrysale pouvait dire, au nom de ses contemporains :

> Raisonner est l'emploi de toute ma maison,
> Et le raisonnement en bannit la raison.

CHAPITRE II

LES APOTHICAIRES AU XVIIe SIÈCLE

Galénistes et chimistes. — La pharmacie en Europe et plus particulièrement en France et en Italie. — Opposition violente de la Faculté de médecine de Paris contre les novateurs. — Intervention du Parlement. — Surveillance exercée par l s médecins sur les apothicaires. — Origines de l'alchimie et de la pharmacie. — Serment des apothicaires. — Une boutique au xviie siècle. — A l'enseigne de la *Rose rouge*, chez Christophe Glazer. — Son élève Nicolas Lémery.

Si la médecine a jamais possédé un temple, ce n'est pas celui d'Esculape, mais bien l'intérieur de ces officines où s'aménageait le laboratoire mystérieux dans le silence duquel les apothicaires conspiraient contre la durée de l'existence des mortels. Les Parques terribles n'habitent plus, au XVIIe siècle, les confins de la terre, mais l'antre pharmaceutique où s'agitent le *pour* et le *contre*, la vie et la mort.

L'Allemagne, le Danemark, la Suisse, l'Angleterre, l'Espagne, dès le principe, admirent la nouvelle méthode expérimentale c'est-à-dire la chimie qui donnait l'analyse des corps.

Mais, en France, où les apothicaires étaient les hommes-liges de la médecine, les rivalités entre Galénistes et chimistes continuaient à faire ressentir leurs effets aux humbles préparateurs de médicaments. De l'autre côté des Alpes la situation était la même.

Entre castes savantes, on se montrait le poing. En France, le chirurgien était peu considéré du médecin, et le médecin regardait de haut le pileur de drogues. Mais c'était surtout entre Galénistes et chimistes que la querelle s'accentuait. Les Galénistes reprochaient aux médecins chimistes de n'avoir d'autres connaissances approfondies que celles qui avaient trait à l'emploi du mercure et de l'antimoine, agents qu'ils faisaient payer fort cher et qu'ils livraient au public sans discernement, absolument comme des herboristes qui tiennent boutique des plantes les plus communes.

En Italie, comme en France, les deux principes de l'école Galénique de pharmacie étaient semblables. Que voyait-on alors dans les tiroirs de ces officines ? — des poudres, des parties d'animaux, des cornes de rhinocéros, des vipères, des produits d'animaux de toute sorte, l'épine dorsale de la lamproie, des emplâtres de térébenthine, des gommes résines, des dents de loup, etc. ; et, parmi les onguents : l'Egyptiac, le Populeum, le baume Opodeldoch.

C'est aussi en Italie que l'on voyait figurer dans la médecine galénique les pierres précieuses, la poudre de diamant, les électuaires — toutes préparations magistrales qui consistaient en une infinité de Juleps, de Loochs, en y adjoignant la composition des pilules et des sirops de formules particulières.

Mais, soudain, la chimie fit une irruption forcée dans la pharmacopée ; et, alors, naquit une série de préparations qui reçurent la qualification de mystérieuses. C'est ainsi que nous citerons dans cette agglomération étrange : le *Crocus Veneris*, le *Crocus Martis*, le *Réalgar*, le *Cuivre*, l'*Arsenic blanc*, le *Mercure*, l'*Antimoine*, le *plomb* et le *zinc.*

Donc, il y a peu de différence entre les officines étrangères et les pharmacies françaises.

D'après un fort curieux document paru à Londres, en 1656, sous ce titre : *Accomplished s'Phisician Apothicary and Surgeon*, nous voyons que la base de la matière médicale et de la dispensation des drogues est à peu près la même partout.

Les doctrines pharmaceutiques d'Outre-Manche subirent, les premières, l'impulsion des chimistes qui s'imposaient déjà dans le monde médical de l'Europe. Toutefois, les officines où se vendaient les drogues et où s'exécutaient les ordonnances différaient peu des apothicaireries françaises. Ajoutons que, dès le XVIe siècle, quelque années après la découverte du Nouveau-Monde, l'abondance des plantes exotiques avait exigé de plus vastes emplacements et des laboratoires mieux agencés.

Si l'on prend pied une minute dans ce monde des poisons où tous les produits de la création se trouvaient entassés, l'on se demande comment des hommes de savoir ont pu extraire la vérité de l'erreur, le bien du mal, la vie et la santé publiques de ces cornues et de ces alambics sur lesquels les alchimistes du moyen âge étaient restés penchés toute la durée de leur mystérieuse existence, sous le chimérique prétexte de trouver la pierre philosophale. La pierre philosophale, après tout, n'était-ce pas le grand problème du bien-être universel, du soulagement de l'humaine nature, de l'amélioration des races, de la prolongation des années? — Canidie, maudite et chantée tour à tour par Horace, semble avoir légué son art infernal et ses vieilles amphores, dans lesquelles ont bouilli les plus bizarres mélanges de plantes et d'animaux, aux physiciens et aux alchimistes du moyen âge.

Mais, dans ces amphores des sorcières du mont Etna, le savant moderne mettra les douces solanées qui apaisent la souffrance. Il versera dans les veines de son semblable, non plus les philtres terribles, les aphrodisiaques contre lesquels les sages étaient impuissants, mais le divin népenhès — la fleur de l'oubli — la jusquiame, la belladone, qui, si elles ne détruisent pas le mal, rendent à l'infortuné le sommeil réparateur et lui laissent le rêve, l'illusion généreuse et féconde. Du sombre cratère antique ne sortent plus les sinistres fumées des conjurations. La marmite funèbre est renversée. La science, tout en gardant son profil sibyllin, se dégage de ces charmes, de ces sorts, de ces abominables ingrédients qui rendaient le corps de l'homme esclave de la bête. La science fait un bond dans la sphère du vrai, brise les formules d'Aristote, proclame que le règne du surnaturel est passé, et que les combinaisons de la chimie fournissent amplement à la médecine les moyens de soulager ou de guérir.

Malheureusement, cette rénovation fut lente, car la Faculté de Paris restait impitoyablement murée aux découvertes nouvelles, et, par suite, les apothicaires, dans leur pratique, en recevaient le contre-coup. D'ailleurs, ce mouvement ne s'opérait pas sans les mesquines tracasseries qu'exerçaient les Galénistes sur les chimistes. Il n'est pas jusqu'au Parlement qui ne se soit mêlé de ce qui ne le regardait pas, qui n'ait parlé comme un aveugle des couleurs ou comme une collectivité ignorante de la matière dont il n'avait pas la clef. C'est le Parlement qui, en 1566 (1), sur l'avis solennel de la Faculté de médecine, regardant l'antimoine comme poison, en avait interdit l'usage. De plus, en 1609, un médecin du nom de Paulmier, fut chassé de la Faculté pour avoir passé outre à cet arrêt.

Toutefois, à Lyon on était plus désireux

(1) On trouve tous les détails de ces différents procès dans les *Commentaires* de la Faculté pour les années 1566 et 1615.

d'utiliser les effets de cette nouvelle médication que dans les Pays-Bas et à Paris. Paris restait défiant, presque toujours fermé.

Veut-on savoir en quoi consistait la querelle entre Galénistes et chimistes? Une fort curieuse lettre d'un célèbre médecin chimiste, Boërhaave, résume toute la situation :

« Avant que l'on connût la chimie dans
« son application à la thérapeutique, la
« médecine qui ne consistait presque, dans
« les écoles, que dans un jargon vide de
« sens, était devenue complètement galé-
« nique et uniquement soumise à la doc-
« trine des Arabes. Ainsi, n'employant
« que la saignée, la purgation, un petit
« nombre de remèdes qui avaient quelque
« efficacité, elle fut hors d'état de dompter
« bon nombre de maladies, et fut obligée,
« par là, de céder aux remèdes héroïques
« que fournissait la chimie, ce qui aug-
« menta les trophées de cette dernière
« science. Par là, la condition de l'an-
« cienne médecine galénique semblait ré-
« duite à un état très fâcheux. Car les

« médecins, après s'être donné beaucoup
« de peine pour connaître la nature de
« l'homme dans la vue de découvrir par ce
« moyen l'origine et la manière de guérir
« les maladies, voient que tout ce qu'ils ont
« découvert avec tant de travail sur les
« causes, les signes, les pronostics, l'expo-
« sition et la guérison des maladies est
« contrecarré par l'introduction de la
« chimie dans la pathologie. Il serait à
« souhaiter que les médecins qui ont de
« l'éloignement pour la chimie voulussent
« bien réfléchir et ne pas condamner un
« art qui peut leur être d'un grand secours
« sans leur nuire jamais. J'avoue, poursuit
« sagement Boërhaave, que si des chimistes
« ont fait beaucoup de mal en pratiquant
« la médecine sans en avoir une connais-
« sance suffisante, cela est arrivé par la
« faute des hommes et non par celle de la
« science. »

On le voit, une fois de plus, l'école des
chimistes eut à lutter longtemps contre les
préjugés qui rendaient intraitables les

médecins de l'ancienne école strictement renfermés dans les doctrines d'Aristote et de Galien au nom desquels il se faisaient honneur d'exercer toutes les représailles contre les novateurs scientifiques (1). C'était du reste toujours le même esprit routinier et clérical qui dominait en France et dans une partie de l'Europe, ce même esprit qui avait fait un instant condamner Christophe Colomb et Galilée au nom de la Bible.

Mais, chose très caractéristique et bien digne de nous arrêter : les apothicaires subissaient un contrôle des plus sévères. La suprématie médicale planait sur eux

---

(1) Toutes ces luttes de la Faculté de Paris contre les apothicaires et contre leur ami Théophraste Renaudot ont été magistralement décrites par le regretté professeur Maurice Raynaud dans son beau livre : LES MÉDECINS AU TEMPS DE MOLIÈRE.

Je cite, ici pour mémoire, le *Théophraste Renaudot* du Dr Gilles de la Tourette. C'est un livre curieux et original, mais mal écrit et insuffisamment documenté. Depuis M. Gilles de la Tourette a racheté amplement cette œuvre de jeunesse en publiant une monographie de *Sœur Jeanne des Anges* d'une allure et d'un style absolument remarquables.

dans toute sa rigueur, et il était absolument interdit à tout pharmacien de délivrer un médicament sans l'ordonnance du médecin. A cet édit datant de 1595 vint, peu après, s'en ajouter un autre, grotesque et odieux à la fois, qui les condamnait à la perte d'une oreille en cas de violation dudit arrêt. Mais ces différentes mesures ne paraissent pas avoir beaucoup troublé la tranquillité d'esprit des apothicaires, et les jeunes *potards* du temps persiflaient tout aussi joyeusement l'autorité qu'ils le font de nos jours (1).

Molière avait sans doute connaissance de ces édits lorsqu'il nous faisait le portrait de M. Fleurant, le maître-type des apothicaires passés, présents et futurs, « réputés, disait-on, ennemis de Dieu et véritables homicides, ne se conformant pas aux pres-

(1) La situation des apothicaires au XVIIe siècle a fait l'objet d'une étude très intéressante et très fouillée de M. Émile Gilbert, de Moulins. Je suis heureux de pouvoir rendre ici cet hommage à un savant aussi modeste qu'érudit, et de signaler son beau livre sur « la *Pharmacie à travers les siècles.* » — Toulouse, imprimerie Vialelle et Cie, 1892.

criptions des médecins et rendant les cime-
tières bossus avant leur terme ».

II

Les officines de l'Occident, c'est-à-dire
les laboratoires où l'on se livrait à l'étude
des *simples* et à la distillation des plantes,
ont pris naissance dès la fin du v⁰ siècle.

Mais on ne possédait encore que les
traités de botanique des écrivains grecs et
latins. Le monde était menacé de sombrer
dans la barbarie. Seuls, les moines avaient
conservé l'art de déchiffrer les papyrus et
s'étaient rendus maîtres de certains secrets.
La science où s'illustrèrent plus tard les
Paracelse, les Agricola et les Van Helmont
les eut pour premiers disciples. Aussi les
cloîtres possédaient-ils des laboratoires —
ce qui établit déjà des embryons de pharmacies dans les villes. A côté des monas-
tères, les châteaux eurent aussi leurs offi-

cines d'où les femmes nobles sortaient pour
porter des secours aux serfs et où travaillait, au milieu des cornues et des alambics,
le chapelain desservant.

Entre ces deux pionniers de la médecine
et de la pharmacie, la noble dame et le
moine, il y avait une autre espèce de guéris-
seur auquel le peuple recourait fréquemment : c'était la sorcière, celle qui lui tenait
de près par ses origines, mais qui se rappro-
chait de la noblesse parce qu'elle en avait
secrètement la clientèle. Elle exerçait une
sorte de contravention à l'ordre établi,
mais elle préparait, sans s'en douter, la
voie aux alchimistes des XIVe et XVe siècles.
L'alchimie prit ainsi naissance entre ces
divers éléments de la science populaire et,
plus tard, fit de nombreux emprunts aux
travaux de Paracelse et d'Agricola.

Sous les Valois, Bernard Palissy ouvrit
à la science de nouveaux horizons. L'on
connut alors, grâce à lui, l'usage des sels
chimiques. La science véritable refoulait
donc, peu à peu, l'alchimie dans les for-

mules gothiques du moyen âge. Plus tard des chercheurs, en tête desquels n'avait pas craint de se montrer François Bacon, introduisaient encore des idées neuves et hardies dont il fallait tenir compte.

Les boutiques de pharmacie qui allaient se fonder au xvie siècle subirent l'influence du mouvement médical, et le xviie siècle s'ouvrit — comme nous l'avons montré précédemment — en pleine lutte entre la Faculté de Paris, armée de pied en cap, et la médecine chimique. — Dans cette guerre la Faculté ne cessa de s'ingénier à trouver des taquineries de toute nature contre les pharmacopées chimiques, expression courageuse des théories nouvelles (1).

(1) Tout semblait bon à la Faculté de Paris pour tracasser les apothicaires. Sous prétexte qu'on pouvait introduire par la voie rectale des aliments dans l'estomac, ladite faculté eut la bizarre idée de faire soutenir la thèse suivante : *An clysterium frangat jejunium ?* Cette question, on le comprend aisément, faillit jeter le désarroi parmi l'honorable corporation des apothicaires. C'était, en effet, la ruine du clystère en carême. Fort heureusement, un anatomiste distingué, Gaspard Bauhin, vint démontrer à cette bande d'ignares que les aliments ne pouvaient pénétrer au delà du gros intestin parce qu'ils y trouvaient un obs-

Ils étudient, ils analysent, ils pèsent, ils pilent dans les mortiers, ils distillent les drogues aux reflets d'ambre, de pourpre, d'indigo ; ils pensent, ils cheminent et ils rêvent, ces patients, ces rusés, ces forts, ces humbles débitants de remèdes que l'on ridiculisera pour les fonctions de nature fort intime dont les aura revêtus la Faculté. Ils portent pourpoints noirs ou bruns, hauts-de-chausses et bas de laine, larges cols et calottes noires. Leur allure révèle tout de suite à quelle corporation on a affaire. Détail non moins précis à relever : un médecin historien, Jean de Renou (1) a déjà marqué la distinction qu'il faut faire entre les deux termes — pharmacien et apothicaire : « Il y en a, écrit-il, qui font la différence entre le nom de pharmacien et d'apothicaire, car ils disent que le pharma- cien compose et mixtionne les médicaments,

tacle qu'on nomma, par reconnaissance, valvule de Bauhin ou valvule iléo-cæcale. On l'a désignée également sous le nom pittoresque et expressif de *Barrière des apothicaires*.

(1) Jean de Renou. *Institut pharmaceutique*, traduit du latin par de Serres. Lyon 1626.

tandis que l'apothicaire les entasse en un lieu propre et les vend en gros et en détail. »

Mais quels que soient la dénomination dont on les salue et le sarcasme qu'on leur jette, ils ont le sentiment de leur importance. Éternellement, le monde des railleurs et des liseurs les verra dans l'évolution du cortège du *Malade imaginaire*, marchant en brandissant leurs seringues comme des sceptres. Mais n'oublions pas que ceux-là sont les bafoués de la vieille médecine, de celle dont Molière se moquait avec raison. Ce n'était point ces humbles officiants d'Esculape que le grand auteur tournait en dérision, mais bien, je le répète, la vieille et déhontée Faculté, aux idées rétrogrades, et dont les errements sont faits pour crouler sous le mépris. Aucun doute ne nous est permis à cet égard, lorsque nous lisons dans la préface de son *Tartufe :* « La médecine est assurément un art profitable et chacun la révère comme une des plus excellentes choses que nous ayons; cependant il y a eu des temps où elle s'est rendue odieuse, et souvent on en a fait un art d'empoisonner les hommes. »

Il n'en est pas moins assez amusant de tenir sous ses yeux la gravité de la formule du serment prêté par les apothicaires et de la comparer à la trivialité de certaines fonctions qui leur étaient dévolues. Voici cette formule :

« Je jure devant Dieu, auteur et créateur de toutes choses, d'aimer et honorer mes parents le plus qu'il me sera possible ; d'honorer, respecter et faire servir, en tant qu'en moi sera, non seulement aux docteurs médecins qui m'auront instruit en la connaissance des préceptes de la pharmacie, mais aussi à mes précepteurs et maîtres pharmaciens sous lesquels j'aurai appris mon métier ;

« De ne médire d'aucun de mes anciens docteurs, maîtres pharmaciens ou autres qu'ils soient ;

« De rapporter tout ce qui me sera possible pour l'honneur, la gloire, l'ornement et la majesté de la médecine ;

« De n'enseigner aux idiots et ingrats les secrets et raretés d'icelle ;

« De ne rien faire témérairement sans l'avis des médecins et dans l'espérance de lucre tant seulement ;

« De ne donner aucun médicament, purgation, aux malades affligés de quelques maladies que, premièrement, je n'aie pris conseil de quelques doctes médecins ;

« De ne toucher aucunement aux parties honteuses et défendues des femmes, que ce ne soit par grande nécessité, c'est-à-dire lorsqu'il sera question d'appliquer dessus quelques remèdes ;

« De ne découvrir à personne le secret qu'on m'aura commis ;

« De ne jamais donner à boire aucune sorte de poison à personne, et de ne conseiller jamais à aucun d'en donner, non pas même à ses plus grands ennemis ;

« De ne jamais donner à boire aucune potion abortive ;

« De ne jamais essayer de faire sortir du ventre de la mère le fruit, en quelque façon que ce soit, que ce ne soit par avis du médecin ;

« D'exécuter de point en point les ordonnances des médecins, sans ajouter ou diminuer en tant qu'elles seront faites selon l'art ;

« De ne me servir jamais d'aucun succédané ou substitut — quid-pro-quo — sans le conseil de quelque autre plus docte que moi ;

« De donner aide ou secours indifféremment à tous ceux qui m'imploreront, et finalement de ne tenir aucune mauvaise et vieille drogue dans ma boutique.

« Le Seigneur me bénisse toujours tant que j'observerai ces choses. »

Est-ce que, vraiment, l'on ne croirait pas lire plusieurs versets du *Cantique des Cantiques* paraphrasé ?

Le serment officiel fut, paraît-il, modifié au commencement du XVIIe siècle. Sans doute, chaque université, Montpellier, Toulouse, Poitiers, dut posséder des formules particulières dont se servait le candidat ;

toutefois ce serment était quand même calqué sur celui que nous venons de citer textuellement (1).

Mais, pendant que grandissait l'importance des pharmacopées, la querelle sur l'antimoine — c'est-à-dire sur l'extension des médicaments chimiques — s'envenimait chaque jour davantage; et, tandis qu'à Montpellier par exemple, on tenait pour l'antimoine, Paris se déclarait fallacieusement pour les trois S : saignée, séné, seringue.

III

Elles ont leur caractère les officines où se perpétraient les travaux pharmaceutiques. Si l'on peut évoquer par la pensée le décor extérieur d'une cité du moyen âge, il est facile alors d'imaginer ce que devait être la boutique d'un apothicaire primitif.

(1) *Les apothicaires et l'ancienne Faculté de médecine de Paris*, par le Dr R. Chancerel, thèse pour le doctorat en médecine. Paris, 1892.

Dès l'origine, on a le droit de dire que, bien qu'on y vendît fort cher la santé aux malades, les conditions hygiéniques de l'aménagement étaient déplorables : ni air, ni lumière dans ces vieilles constructions. La boutique avait un auvent abritant une porte d'entrée ogivale ; à l'intérieur, de gros bahuts de chêne sur lesquels étaient déposées des balances, tandis que des mortiers en fer montés sur des billots de bois servaient à la trituration des médicaments. Sacs de toile et sacs de peau renfermant des herbes, pots et amphores en terre cuite ou caisses de diverses dimensions, voilà ce qui constituait avec des statuettes du Rédempteur, de la Vierge, de saint Côme ou de saint Christophe, comme ornements extérieurs, l'aspect d'une apothicairerie.

Mais en Italie, dès le xv⁰ siècle, des boutiques d'un grand luxe s'établirent ; bientôt, le Nord imita la splendeur du Midi. En 1610, le type de la construction moyenâgesque finit par disparaître pour faire place à un bâtiment aéré, élégant, à porte large et haute, avec une vaste fenêtre par où il était possible de servir les acheteurs stationnant dans la rue. Le maître apothicaire, autant par amour-propre que par intérêt, avait soin de s'installer dans un quartier central touchant les marchés.

C'est ainsi que l'archéologue qui a fouillé le vieux Paris, comme on fouille les in-folios. retrouve encore l'emplacement, dans la rue du Petit-Lion, qui commençait alors rue de Tournon pour aboutir rue de Condé, de la pharmacie de Christophe Glazer, à l'enseigne de la Rose Rouge.

Vous croyez peut-être que cette pharmacie n'est qu'une salle remplie de bocaux? Erreur grave. C'est tout un monde, sinon une terre vierge découverte par les Christophe Colomb de la pharmacopée. Et la géographie de l'endroit vous fait mettre le cap aussi bien sur les îles lointaines d'où l'on extrait le cacao et la vanille, que sur les prés fleuris arrosés par la Seine, tant les plantes exotiques y coudoient la botanique française.

La devanture, demeurée ogivale, présentait pittoresquement l'étalage des produits pharmaceutiques les plus connus : fioles de juleps, violats, rosats, racines, herbes, condits d'angélique et de coing, parfums dans des vases étiquetés ; et, souvenirs typiques du mystérieux laboratoire du moyen âge, des animaux empaillés tortillant leurs croupes ou leurs anneaux, principalement des salamandres, cette bête caractéristique de l'architecture sous François Ier.

Dès 1663, ce seuil de pharmacie était franchi par des personnages de distinction, et il est probable que plus d'une épigramme fut aiguisée entre ces bocaux et ces tiroirs, ces pots de mélasse et ces guirlandes de feuilles desséchées, tandis que des discussions de savants y naissaient à la faveur des rencontres.

Là, étaient rangés, sur des rayons, établis du sol au plafond, des vaisseaux de terre, d'étain et de plomb. Sur les plus hauts étaient disposées méthodiquement les substances auxquelles on avait le moins souvent besoin de recourir. On y lisait les noms des terres et des bois renfermés dans des boîtes étiquetées. Au milieu, la logique de l'habitude avait justement placé les sirops, les électuaires aromatiques, les pilules, les huiles, les onguents, les cérats et les emplâtres dont l'usage était presque quotidien. De beaux et solides coffrets d'airain contenaient les pilules, et le vulgaire étain conservait les électuaires et les opiats. Dans de longs vases à anses et à becs étaient des huiles obtenues par la pression, tandis que les huiles aromatiques, fabriquées à l'aide d'appareils de distillation, étalaient leurs couleurs ambrées dans des fioles de verre. Des papiers graissés d'huile enveloppaient des emplâtres et des cérats ; d'autres papiers trempés dans de la cire fondue entortillaient les pilules qu'enfermaient aussi des vessies ou un morceau de peau de chevreau. Pour ces divers produits on choisissait l'endroit le plus sec, tandis que les eaux distillées demeuraient dans la région la plus tempérée de la pharmacie.

Qu'y a-t-il dans ces pots à long col? Des liniments. Dans ces pots d'airain? Des onguents. Voici des boîtes rangées sur de lointains rayons et qui conservent des métaux, des pierres précieuses, des trochisques : tout cela est à droite de l'officine. On voit, écrit sur des étiquettes, en gros caractères, le quantième du mois, le jour et l'année où ils ont été composés.

A gauche de la salle, les narines des visiteurs, nobles ou bourgeois, humaient les balsamiques odeurs de l'herboristerie : fines écorces, fleurs, poudres, que préservent de la poussière des vases en bois et des sacs de toile. Ces sacs sont distants du sol d'au moins un pied. Les collections de racines liées en paquets sont voisines. Dans ces vases vernissés, voici des semences. Sur les plus hauts rayons de l'herboristerie, l'œil découvre des coffrets d'airain contenant des gommes résines, des larmes, des mousses, des parties d'animaux. Les épices fines sont dans des vaisseaux de verre et des sacs de cuir cousus. Dans les récipients d'airain qui conservaient les poudres était également une petite cuillère d'airain indispensable à leur manipulation.

Enfin, et pour se reconnaître au milieu de cet étrange assemblage de substances plus ou moins toxiques, il importe de mentionner le catalogue des préparations de remèdes quotidiens, avec les noms des médecins et leurs formules. Grâce à ce catalogue, il était possible aux praticiens de s'assurer par eux-mêmes de la ponctualité d'exécution qui répondait à leurs ordonnances dans l'officine de Glazer, où venaient tour à tour Fouquet et le fameux Sainte-Croix, complice de la Brinvilliers (1).

Il fallait que Glazer fût bon pilote pour louvoyer sous le calme plat des santés publiques ou les temps orageux des épidé-

(1) Christophe Glazer mourut, fort heureusement pour lui, quatre ans avant le procès de la Brinvilliers, qui l'accusa formellement de lui avoir fourni des poisons par l'intermédiaire de Sainte-Croix. C'était un chimiste distingué, grand ami du surintendant Fouquet, pour le compte duquel, au dire de la Brinvilliers, il était allé à Florence, en 1656, étudier sur place l'action des toxiques alors en vogue en Italie.

mies, entre ces huiles et ces vinaigres, ces sels et ces emplâtres, ces baumes et ces électuaires, parmi lesquels on voit courir par la pensée toutes les déchéances et toutes les décrépitudes physiques ; dérivatifs, laxatifs, bocaux sur lesquels flamboient avec volubilité les vocables grecs et latins, que viennent déchiffrer en nasillant des savants à mine ascétique et aux cols aussi longs que ceux des amphores où ils enfermaient hermétiquement leurs dangereux ingrédients.

IV

L'officine de Glazer était non moins bien pourvue en meubles qu'en produits. Du côté droit, près de la porte, était le comptoir, sorte de bureau, au milieu duquel se trouvait un pertuis où l'on glissait l'argent des clients. A gauche, une table en chêne sur laquelle on disposait les médicaments déjà tout préparés, à côté de mortiers, de spatules et de couteaux.

Les varlets ou apprentis occupaient le fond de la pharmacie.

Sur une autre table, munie d'un râtelier supportant des balances et des ciseaux grands et petits, on pesait et dispensait les drogues de toutes sortes. Ce meuble, qui avait la forme d'un comptoir, contenait un casier tout spécial pour y ranger les poids médicinaux que l'on ne voulait point confondre avec ceux du *marc*, valant huit onces.

Dans le laboratoire installé derrière le comptoir on fabriquait les sirops, on faisait confire les fruits et les condits, au milieu des cornues, des alambics, des bains de sable, des cribles, des chaudrons, des bassines coudoyant fraternellement les vaisseaux en métal et les presses. Rien n'y manquait : meule d'airain pour broyer les semences, et mélanger principalement les compositions comme le *Diaphænix*; mortiers de bronze, de plomb, servant à concasser ou à pulvériser les substances les plus diverses; puis, d'autres mortiers à couvercle, destinés à confire les herbes et

à empêcher l'évaporation ; spatules de bois
et de fer ; tamis de crin et de bois ; tables
en bois, en marbre, en pierre, pour pré-
parer certains ingrédients. Quelques-unes
de ces tables étaient même à rebords
et munies de couvercles, afin de couvrir
les remèdes en préparation, s'il advenait
que le patron de l'établissement, Glazer,
fût contraint de s'absenter ou d'attendre
l'arrivée des médecins sans lesquels il ne
devait rien exécuter.

Dans ce même laboratoire on arrivait, par
trois ou quatre escaliers, à une porte donnant dans une chambre où étaient des
réserves de sucre et de confitures sèches.
Cette chambre aboutissait à une autre pièce
contenant des médicaments exotiques, dans
des sachets, des vaisseaux de verre, des
coffrets, etc. Ces chambres communiquaient
entre elles par un judas vitré d'une certaine dimension, et Glazer, pouvait passer,
à juste titre, pour un Argus à cent
yeux, voyant et discernant tout ce qui se
faisait dans sa maison, quel que fût l'en-

droit où il se trouvait et à tous instants de la journée.

Telle était cette pharmacie, à l'enseigne de la Rose Rouge, que fréquentaient alors les gens de qualité.

Au plus fort des querelles sur l'anti-moine, Christophe Glazer tenait tête, à Paris, à l'ancienne routine de la Faculté, déjà vigoureusement secouée sur sa base. D'origine suisse, et jugeant avec raison, comme ses compatriotes, qu'il avait besoin de la consécration parisienne, il s'était d'abord installé comme pharmacien au faubourg Saint-Germain, près le Petit Marché. C'est là qu'il devint apothicaire du Roi et de Monsieur. La vogue de sa maison l'obligea à prendre un emplacement plus vaste, et il transporta alors son officine un peu plus loin, à l'endroit que nous venons de décrire.

D'une science incontestable, tout fait supposer — et c'est aussi l'opinion de la Reynie — qu'il fournit des substances vénéneuses à certains grands personnages avec lesquels il était en relations constantes et dont la protection ne contribua pas peu à sa vogue.

Or, c'était l'époque où Guy Patin, tout homme d'esprit qu'il fût, s'escrimait à bombarder les apothicaires. Glazer ramassa la balle et écrivit audacieusement : « Je m'assure qu'on ne peut être ni bon médecin, ni bon philosophe sans être bon chimiste. » La fureur de Guy Patin et sa stupéfaction n'eurent plus de bornes. Ces messieurs se jetèrent à la tête, en guise de bonnets carrés, des épithètes dont les plus tendres étaient celles-ci : « Empoisonneurs, pharmacopoles, triacleurs, quiproquoqueurs, » et autres aménités du même genre. On dirait la querelle de Vadius et de Trissotin, entre Philaminte et Bélise :

> Allez, petit grimaud, barbouilleur de papier !
> Allez, rimeur de balle, opprobre du métier !

Au sortir de ces prises de bec, maître Glazer revenait tranquillement à ses occupations de démonstrateur au Jardin du Roi.

6.

La science continuait ses étapes et les savants recommençaient leurs injures.

Pendant ce temps, un jeune homme, Nicolas Lemery, né à Rouen le 11 novembre 1645, travaillait assidument sous les ordres de Glazer. Il devait ouvrir plus tard un cours de chimie dans l'hôtel du Prince de Condé, avoir pour auditeurs Tournefort, du Verney, Hombert, Régis, recevoir le bonnet du doctorat à Caen, et finalement être persécuté comme calviniste. Pour le moment, il était de ceux qui entraient courageusement dans la mêlée à la suite de Glazer, le brillant polémiste, qui devait porter un coup terrible à la solennelle emphase de ces vieux maîtres qu'on associait, dans l'opinion, aux vendeurs d'orviétan du Pont-Neuf.

Et ceux-là sombraient de plus en plus sous le ridicule, assommés par les boniments des bateleurs charlatans, qui les prenaient pour types de leurs imitations burlesques, entre Tabarin et Gautier-Garguille. Mentor, lui-même, se serait déclaré vaincu.

CHAPITRE III

MÉDECINS ET GRANDES DAMES

La maladie à la mode. — Les vapeurs. — Hygiène des Parisiens au xviie siècle. — Baignades en Seine. — Les eaux thermales et les grandes dames. — Les marquises de Sablé et de Sévigné et leurs médecins. — La Rochefoucauld et Pascal. — Faveur dont jouit le médecin Vallant dans ce cénacle de beaux esprits. — Vautier, médecin de Marie de Médicis, puis premier médecin de Louis XIV. — Les médecins au lit de mort de Mazarin, Molière les met en scène dans l'*Amour médecin*. — Opinion de Guy Patin sur Daquin et des Fougerais. — Guénant jugé par un homme du peuple. — Épigramme à l'adresse de Vallot. — Maladies de Louis XIV. — Il met la fistule à la mode. — Intervention des médecins pour empêcher la publication du *Malade imaginaire*. — La Faculté, en haine de Molière, veut le faire passer pour hérétique. — Douze médecins peu scrupuleux sont chassés de la Faculté. — Le roman de la médecine.

I

Si jamais la médecine a défrayé l'oisiveté des femmes, c'est bien au sujet de cette maladie, caractérisée du nom de *vapeurs*, qui permettait aux grandes dames de faire jouer entre leurs doigts le flacon de cristal taillé ou d'or fin, et qui les rejetait sur le sofa dans une pose languissante et abandonnée. De même que, dans l'antiquité, il n'était pas loisible à tous d'aller à Corinthe, de même il n'était pas permis à toutes les femmes d'avoir des vapeurs, ce malaise propice aux évanouissements instantanés, aux dégrafages d'ajustements mettant à nu une poitrine luxuriante et réunissant autour du lit de la belle névrosée tout un groupe d'amis et d'amies empressés. « Les pauvres filles de ma sorte, devait dire plus tard la Suzanne de Beaumarchais, n'ont point de maladies de cette nature. » L'aveu est bien typique. En revanche, les vapeurs étaient le privilège des femmes de qualité qui s'en donnaient à cœur joie de les ressentir pendant des après-midi entières.

Mais les vapeurs tenaient encore moins de place dans l'existence que les médecins.

Ceux qui n'ont vu dans ces médecins du

XVIIe siècle que des êtres ridicules, flagellés par le bon sens moliéresque se sont trompés. Les hommes qui vouaient la plus grande partie de leur existence aux œuvres de la science ne peuvent cependant pas être considérés comme des esprits dépourvus de grandeur et de dignité ; seulement, ils tuaient plus qu'ils ne guérissaient.

La classe des médecins, d'ailleurs, ne se recrutait pas parmi les gens du commun (1) ; et c'était, à côté de la profession de peintre-verrier, celle qu'un gentilhomme avait le droit d'exercer sans déroger. Beaucoup, d'ailleurs, étaient titrés. Quant à ceux qui naissaient en dehors de la noblesse, la profession de médecin la leur conférait. Il est reconnu qu'ils avaient de droit le titre d'écuyer — puisqu'à Montpellier l'on n'enterrait pas un médecin sans déposer sur son cercueil l'épée et les éperons. Le premier médecin du roi avait le titre de comte dont il portait par conséquent la couronne.

(1) *Éloge historique de l'Université de Paris*, 1788, par Hazon.

et les armoiries, et qu'il transmettait à ses enfants. N'obéissant qu'au roi, il était considéré comme appartenant au corps des grands officiers, et avait droit aux mêmes privilèges que les grands chambellans. De plus, il recevait un brevet de conseiller d'État dont il touchait les honoraires et dont il revêtait le costume dans les réunions officielles (1). A la Faculté de médecine, les bacheliers et les bedeaux étaient tenus d'aller le recevoir à la porte. Enfin il avait un droit général de juridiction sur toute la médecine et la pharmacie du royaume, pour tout ce qui concernait la médecine légale. C'était à lui qu'incombait de nommer, dans chaque ville, les chirurgiens experts chargés d'écrire des rapports judiciaires. Comme Louis XIV incarnant l'État dans sa personne, le premier médecin aurait pu écrire à juste titre : « La science, c'est moi ! »

(1) Sabatier. *Recherches historiques sur les Facultés*, Paris, 1837. — *Gazette médicale de Paris*, année 1860, p. 275.

Tout cela ne doit pas faire oublier qu'un grand personnage qui demandait ses soins à un praticien du xviie siècle s'imaginait lui faire beaucoup d'honneur (1).

S'il est vrai qu'au xviiie siècle, la médecine fut un moment l'objet d'un véritable engouement, c'est que la science avait fait une gigantesque enjambée. C'est qu'il était de haut goût d'avoir parmi ses familiers des ingénieurs comme Vaucanson, avec qui l'on pût causer mécanique, des poètes qui rimaient galamment, ou des littérateurs comme Marmontel qu'on pensionnait, des docteurs avec qui l'on pût disserter d'histoire naturelle. Mais, au xviie siècle, la noblesse restait encore un peu la protectrice du praticien à qui elle se confiait, ce qui n'empêchait nullement le médecin d'imposer son rang, la caractéristique de sa profession et son indépendance frondeuse. Nous n'en voulons pour preuve que Guy Patin dont le tempérament accusait une réelle personnalité, bien tranchée,

(1) *Mémoires de Saint-Simon.*

bien à part. Le médecin sentait qu'on avait plus besoin de lui qu'il n'avait besoin des autres. Son autoritarisme sur ses clients était absolu. Il faut se rappeler que Louis XIII, dans une seule année, se vit infliger par son premier médecin, Bouvard, deux cent douze lavements, deux cent quinze médecines et quarante-sept saignées.

Mais si le médecin était hanté par l'idée fixe de saigner son malade ou de lui faire administrer des lavements, il se désintéressait malheureusement trop de tout ce qui avait trait à l'hygiène. Ainsi, il ne lui serait jamais venu à la pensée d'élever une protestation contre les rares établissements de bains, situés sur la Seine, qui étaient d'une malpropreté révoltante! Les Parisiennes, il est vrai, n'en paraissaient guère choquées, car elles mettaient beaucoup d'empressement à venir se promener sur les grèves à l'époque de la belle saison et surtout à se munir d'éventails à jour, qui leur servaient à se voiler le visage, pendant qu'elles regardaient évoluer les nageurs à travers les trous de l'étoffe. « Les éventails à jour dont les femmes se servent, disait un recueil du temps (1), quand elles vont à la porte Saint-Bernard prendre le frais sur les bords de la Seine, et, par occasion, pour voir les baigneurs, s'appellent lorgnettes. » Un écrivain contemporain, en faisant allusion à leur présence dans cet endroit de la ville, écrivait : « Tout le monde connaît cette longue allée qui borde et resserre la Seine du côté où elle entre à Paris avec la Marne qui vient la recevoir. Les hommes s'y baignent au pied, pendant la chaleur de la canicule ; on les voit de fort près se jeter à l'eau ; on les en voit sortir, c'est un amusement. Quand cette saison n'est pas venue, les femmes ne s'y promènent pas encore, et quand elle est passée, elles ne s'y promènent plus. »

C'était là tout ce qui concernait l'usage des bains pour la masse de la population. Comme le remarquait un poète, qui avait sans doute, pratiqué, pour son propre

(1) *Ménagiana.*

7

compte, l'usage des bains à fond de bois,
les véritables délicats préféraient les bains
en pleine eau dans des rivières non encloses.
L'eau du bain qu'il venait de prendre lui
inspira un jour cette épigramme :

> Ne cherchons point en ce bain nos amours,
> Nous y voyons fréquenter tous les jours
> De gens crasseux une malpropre bande.
> Sire baigneur, ôtez-moi de souci.
> Je voudrais bien vous faire une demande :
> Où lave-t-on ceux que l'on lave ici ?...

Il est plus que probable que cette malpropreté générale régnait aussi en particulier chez nos grandes mondaines, puisque
l'on cite ce propos tenu par un gentilhomme
du temps de Henri IV, demandant pourquoi
cette coutume de se laver les mains et pas
les pieds ?

Était-ce bégueulerie ? Était-ce outrance
de pudeur ou paresse naturelle ? Qui pourrait en donner la juste raison ? On allait
cependant aux Eaux pendant la belle saison, et c'est là que le médecin se trouvait

forcément avoir un rôle d'une importance
capitale, car il était mêlé à l'existence du
Tout-Paris monarchique. Les services, les
visites, les entretiens, les consultations le
transformaient en un personnage d'une
importance de premier ordre, bien que
l'on fût un peu porté, comme Saint-Simon,
à ne voir en lui qu'un homme « habile dans
son métier ». Du reste, voués au service de
l'humanité défaillante, ces guérisseurs ont
éprouvé de tout temps et plus encore que
les autres les effets habituels de l'ingrati-
tude de leurs semblables.

Cependant, le rôle du médecin était tracé
dans la famille, où son influence paraissait
être des plus considérables. Mme de Sévigné,
cette immortelle railleuse, ne pouvait pas
les épargner ; ils subirent le contre-coup de
son terrible esprit, dont ils se vengeaient
en lui faisant payer fort cher leurs ordonnances et leurs visites (1). Elle les appelait
les premiers ignorants du monde, et n'avait
pas de plus grand plaisir, en passant dans

(1) *Lettres de Mme de Sévigné*. Édition Monmerqué.

une ville, que de réunir une demi-douzaine de savants, de les jeter sur le brûlant terrain de la discussion, de les harceler de questions, et de les voir se livrer à une controverse dont ils sortaient furieux les uns contre les autres, après s'être donné des démentis ou des rebuffades. Elle faisait collection de recettes, les offrait à ses amis, et en usait pour son propre compte, heureuse de jouer ce tour à la médecine, peut-être parce qu'elle en avait peur au fond.

Ce qu'il y a de plus étrange, chez la marquise qui touchait à tout comme un enfant terrible, c'est que ses plaisanteries visaient les princes de la science, les premiers de la Faculté. Pour les autres, elle les tolérait volontiers. Au contraire, un charlatan quelconque, un vendeur de remèdes exerçant illégalement la médecine, la trouvait pleine de tolérance. Les fameux religieux que l'on appelait « les Capucins du Louvre » reçurent fréquemment sa visite. Il est vrai que son compère et ami, le duc de Chaulnes, les tenait en grande estime, ce qui n'était pas une médiocre raison. Aussi, les vénérait-elle de tout son cœur, en les appelant les « pères Esculapes ».

Cependant, ce qu'elle demandait à un médecin n'était point tant la science réelle qu'une certaine allure et des agréments physiques qui lui rendissent ses consultations plus attrayantes. Il existe d'elle une lettre où elle parle avec enthousiasme d'un jeune docteur italien établi à Chelles (1), le seigneur Amonio, et qui, d'après la description qu'elle en donne, prouve qu'il avait fait une certaine impression sur la noble et provocante railleuse : « Ma chère, c'est un homme de vingt-huit ans, dont le visage est le plus beau et le plus charmant que j'aie jamais vu ; il a les yeux de Mme de Mazarin, et les dents parfaites, le reste du visage comme on imagine Rinaldo ; de grandes boucles noires qui lui font la plus agréable tête du monde... Voilà mon joli médecin... il est habillé comme un prince et bon garçon au dernier point. »

(1) *Lettres de Mme de Sévigné.* Édition Monmerqué.

Il y a donc une différence et une opposition notables entre le médecin des eaux minérales et le médecin de la noble et pédantesque Faculté. Le premier a le don spécial d'amuser, de retenir les grandes dames, de leur inspirer confiance dans les sources thermales où elles vont faire une cure, d'être pour elles ce que Mme de Sévigné appelle un « bon garçon ».

La vie que l'on menait à Vichy est dépeinte dans ces quelques lignes : « On va à six heures à la fontaine — tout le monde s'y trouve. On boit les eaux et l'on fait une fort vilaine mine, car, imaginez-vous qu'elles sont bouillantes et d'un goût de salpêtre fort désagréable. On tourne, on va, on vient, on se promène, on entend la messe, on rend ses eaux, on parle confidemment de la manière dont on les rend ; il n'est question que de cela jusqu'à midi. Enfin on dîne ; après dîner on va chez quelqu'un, on lit la *Princesse de Clèves* ou *l'Arioste*... A cinq heures on va se promener aux bords charmants de l'Allier où l'on trouverait encore des bergers de l'Astrée. On soupe légèrement à sept heures, et l'on se couche à dix (1). »

Ce n'est pas tout. Il y a encore la douche, la fameuse douche, qui avait le don de rébellionner les plus fiers tempéraments. Mme de Sévigné et d'autres aristocratiques malades usaient d'un singulier moyen pour endurer ce supplice et le voici tel qu'elle nous le décrit : « Derrière un rideau se met quelqu'un qui vous soutient le courage pendant une demi-heure. C'était pour moi un médecin de Gannat que Mme de Noailles a mené à toutes ses eaux, qu'elle aime fort, qui est un fort beau garçon, point charlatan, ni préoccupé de rien — pas même de médecine — qu'elle m'a envoyé par pure et bonne amitié. » (2)

La phrase finale est caractéristique : « Je le retiens, dût-il m'en coûter mon bonnet, s'écrie-t-elle comiquement. Il a de l'esprit, de l'honnêteté, il connaît le monde, enfin j'en suis contente. »

(1) *Lettres de Mme de Sévigné* du 19 et du 20 mai 1676.
(2) *Lettres de Mme de Sévigné.*

Tel est l'aimable et élégant praticien pour lequel les aristocratiques baigneuses d'alors sont sur le point de faire sauter leurs coiffes par-dessus les sources thermales.

Son rôle est-il terminé? Nullement. Le « bon garçon » en question a encore la tâche d'amuser la marquise pendant qu'elle se rendra à la suerie et qu'elle transpirera. C'est elle qui se charge de nous l'apprendre : « Voilà encore où mon médecin est bon ; car, au lieu de m'abandonner à deux heures d'un ennui qui ne peut se séparer de la sueur, je le fais lire, et cela me divertit ; il sait vivre ; il n'est point charlatan ; il traite la médecine en galant homme. Enfin il m'amuse. »

Amuser Marie de Rabutin-Chantal ! voilà certes qui n'est point d'un médiocre ou d'un banal. « Il traite la médecine en galant homme », c'est-à-dire qu'il n'en fait pas une déesse renfrognée, jalouse de tous ses privilèges. Mais quel était le plus favorisé, la grande dame ou le jeune docteur soignant une malade si séduisante ? Les illustres de la Faculté eussent regardé ces cajoleries envers la marquise comme au-dessous de leur dignité médicale — c'est possible — et cependant il nous paraît à nous que celui-là même dont parle avec tant de complaisance Mme de Sévigné n'était pas à plaindre. Cela, d'ailleurs, prouve en faveur du personnage qui avait su captiver l'un des plus malicieux esprits du royaume.

Le médecin Valant (1) était attaché à la maison de Mme de Sablé (2), et nous savons de quelle délicatesse de santé était l'amie de M. de La Rochefoucauld. Mme de Longue-ville (3) avait noué avec elle la liaison la plus aimable. La moindre indisposition de Mme de

(1) Né à Lyon, mort à Paris le 22 juillet 1685. « C'était, dit Cousin, un homme instruit, aimant la littérature et surtout fort curieux. »
Sous le titre de *Portefeuilles Valant*, la Bibliothèque Nationale possède huit volumes in-folio de lettres, de recettes médicales et de pièces diverses d'un haut intérêt.

(2) Madeleine de Souvré, née en 1599, mariée au marquis de Sablé, de la maison de Montmorency-Laval. Veuve en 1640, elle se retira à Port-Royal de Paris, où elle mourut le 16 janvier 1678.

(3) Anne-Geneviève de Bourbon, sœur du Grand Condé, née en 1619, morte en 1679. M. Cousin lui a consacré une très intéressante et curieuse étude.

Sablé la troublait, et, dans sa sollicitude,
elle lui demandait de lui faire parvenir de
ses nouvelles, ne craignant pas d'insister sur
l'inquiétude qu'elle ressentait à son sujet :
« On ne saurait savoir que vous avez esté
saignée sans estre en peine de vous, quoique
vous mandiez à Mlle de Vertus que vous ne
l'avez esté que pour un accident qui vous
est assez ordinaire depuis quelque temps.
Cependant tout ce qui vous met en peine
estant un assez grand mal pour vous touche
ceux qui, comme moi, sont sensibles à vos
inquiétudes, et j'envoie sçavoir comment
vous êtes aujourd'hui.

« On me dit hier que vous étiez malade.
J'en suis en peine et j'envoie apprendre des
nouvelles de votre santé. Mais si elle n'est
pas meilleure aujourd'hui que ces jours
passés, ne m'en mandez point vous-mesme,
car je sçai combien cela vous incommode-
rait, mais ordonnez à Mlle de Chalais de
m'en mander, ou à M. Valant (1). »

(1) Portefeuilles de Valant. — *Mémoires et œuvres de
la duchesse de Longueville.*

Témoin encore cette autre lettre, adressée à Mlle de Chalais : « Je suis tout à fait en peine de ce que Mme de Saint-Loup me vient de dire, que Mme de Sablé est malade ; je vous prie de m'éclaircir ce que ce peut estre, car ce mot de malade m'a effrayée ; et d'autant plus qu'elle m'a fait quelque mention de fièvre. Tout ce qui tourne sur ce ton-là est effrayant pour ceux qui sentent pour Mme de Sablé ce que je sens. Nos noces m'ont tellement occupée que je n'ai pu retourner la voir. J'espère que ce sera après la bonne feste, si devant cela elle n'avait besoin de moi, car en ce cas je quitterais tout. »

Une chose qui surprend d'un grand caractère comme celui de Mme de Sablé, c'est qu'elle a une peur terrible de la mort. Aussi n'est-il point de recettes qu'elle ne charge Valant de lui écrire pour éloigner d'elle toutes les incommodités de la vie (1). Les Facultés de Paris et de Montpellier y sont dépassées en inventions de toutes

(1) Lettres de Mme de Longueville, citées par Cousin dans son *Étude sur Mme de Sablé*.

sortes. Valant ne lui suffisait pas toujours. Mme de Longueville la consolait de son mieux sur ses malaises : « Ne pouvant pas estre assez heureuse pour soulager vos maux, j'aime à les sçavoir, afin de les sentir et d'y participer au moins par là, en la manière que l'on peut. S'il y avait eu en ce pays des médecins à vostre mode, je les aurais bien consultés et je vous en aurais rendu un compte fort exact; mais je n'en connais qu'un seul, qui est très bon assurément, mais de cette bonté des médecins de Paris qui ne vous convient point. Néanmoins, si vous voulez, je le consulterai, et je vous manderai son sentiment. Mais encore une fois, c'est un homme tout tourné à la méthode de Paris. »

Détail piquant à noter : les deux amies correspondaient quotidiennement, après s'être promis de brûler leurs lettres, chacune après les avoir reçues. Mme de Longueville exécutait fidèlement la convention, mais Mme de Sablé l'oubliait parfois, ou abandonnait les lettres de Mme de Longueville à Valant (1) qui en faisait des copies et gardait même les originaux. C'est ainsi que nous a été conservée cette précieuse correspondance.

Dans le même cercle que Mme de Sablé, il ne faut pas oublier le savant évêque d'Avranches, Daniel Huet (2), ni le célèbre abbé Testu (3). Ce dernier était légèrement goutteux, juste assez cependant pour se faire consoler par l'accueil plein de bonne grâce des plus grandes dames de son temps. Mais, quoique membre de l'Académie française, quoique lié avec Mme de Maintenon, Mme de Sévigné, l'abbesse de Fontevrault (4)

(1) Valant était également le médecin et l'ami de l'abbesse de Montmartre, Françoise-Renée de Guise, fille de Charles de Lorraine, duc de Guise et de Henriette-Catherine de Joyeuse. On trouve un grand nombre de ses lettres dans les portefeuilles de Valant.

(2) Paul-Daniel Huet, né en 1630, membre de l'Académie française, sous-précepteur du dauphin en 1670, évêque de Soissons, puis d'Avranches, mort à Paris en 1721. Toute sa correspondance avec l'abbesse de Fontevrault a été conservée par Valant, portefeuille 17050.

(3) Jacques Testu, né en 1626, abbé de Beleval, prieur de Saint-Denis et de la Chartre, mort en juin 1706.

(4) Marie-Madeleine-Gabrielle de Rochechouart-Mortemart, abbesse de Fontevrault était une des femmes les

et ses deux sœurs, Mmes de Montespan, et de Thianges, quoique soumis aux préceptes de la docte Faculté de médecine, l'abbé ne parvint jamais à être évêque. Mme de Sévigné, qui ne pouvait souffrir tout ce qui tenait aux Mortemart, disait en parlant de l'abbesse de Fontevrault : « L'abbé Testu la gouverne fort » (1), ce qui n'était qu'une médisance, mais ce qui prouvait aussi que la goutte de l'abbé n'était qu'apparente et qu'il restait d'assez fringante humeur (2).

Du reste ces dames se prêtaient volontiers leur médecin, et il est assez amusant de voir Valant aller de l'une à l'autre. Mme de Sablé apprenant la maladie de Mlle de Schomberg, lui écrit aussitôt (3) :

plus instruites de son temps. Valant a conservé dans ses portefeuilles la plus grande partie de sa correspondance qui a été publiée par M. P. Clément.

(1) Lettres de Mme de Sévigné.

(2) A propos de l'abbé Testu, Mme de Caylus cite ce joli mot de Mme d'Heudicourt, recommandant ledit abbé au Roi qui « ne le trouvait pas assez homme de bien pour conduire les autres. » « Sire, il attend, pour le devenir, que votre Majesté l'ait fait évêque. »

(3) Lettres de Mme de Sablé, recueillies par Cousin dans son *Étude sur Mme de Sablé.*

« Hélas ! mon adorable amie, vous estes donc malade? Je vous envoye M. Valant, afin que vous en disposiez comme moimesme, pour vous servir comme il me sert dans mes frayeurs, qui sont aussi grandes pour vos maux que pour les miens ; car vostre vie m'est toute précieuse. »

Et Mlle de Schomberg de répondre immédiatement : « J'espère de même que le billet que vous me faites l'honneur de m'écrire fera plus d'effet et de bien que toute la science d'Esculape et de Galien. M. Valant est trop raisonnable pour n'en pas tomber d'accord. Voilà qui ferait un grand chapitre si on le voulait approfondir. Je vous rends de très humbles actions de grâce de la bonté avec laquelle vous m'avez envoyé M. Valant dont je suis fort contente, bien qu'il m'ait ordonné une saignée à laquelle je me soumets, quelque répugnance que j'y puisse avoir. Il me semble qu'ayant votre approbation, cela doit me faire passer par-dessus toutes mes aversions. »

La comtesse de Maure complète ce petit

cénacle à qui La Rochefoucauld faisait d'abord entendre la lecture de ses manuscrits avant de les livrer à la publicité.

C'est donc, on le voit, dans l'intimité de certains grands seigneurs beaux esprits qu'il faut chercher les savants les plus honorés de l'art médical. Et l'on peut dire que ce n'était pas seulement à titre de médecins, qu'ils avaient une place à part dans ces intérieurs princiers, mais encore à titre d'amis et de confidents, même de consolateurs. Le rôle de Mauvillain auprès de Molière a été le même que celui de Valant auprès des grands personnages de son temps. Certaines de ces pages, douloureusement écrites par l'auteur des *Maximes*, ont été pensées dans le cercle dont faisaient partie le cardinal de Retz, l'abbé de la Victoire, Mme de Sablé, Mme de Lafayette, Mme de Sévigné et ce même Valant. C'était au jugement si ferme et si plein de bon sens de cet auditoire que le duc les soumettait d'abord (1).

Donc, le rôle du médecin au xviie siècle

(1) Lettre de Larochefoucauld à Mme de Sablé.

se doublait de celui d'un lettré, quand ce même médecin était appelé à prolonger la vie d'un de ces penseurs qui regardaient cependant l'existence avec quelque dédain. En souriant aux prescriptions, aux recettes que lui donnait la Faculté, M. de La Rochefoucaud (1) répétait : « C'est une ennuyeuse infirmité que de conserver sa vie par un trop grand régime. »

N'oublions pas aussi qu'il y a un bon nombre des pensées de Pascal dans les portefeuilles de Valant. On y constate une fois de plus que Mme de Sablé et ses amis entraient

(1) La Rochefoucauld mourut en quelques heures d'un accès de goutte. Il fut soigné en dépit du sens commun. Les médecins qui l'entouraient avaient perdu la tête. « Il n'a fallu, écrit Mme de Sévigné, que quatre ou cinq heures pour l'emporter et à minuit il a rendu l'âme entre les mains de M. de Condom (Bossuet)..... Il était bien disposé. Quant au reste, on eût dit qu'il ne s'agissait pas de lui ; c'est la maladie et la mort de son voisin dont il était question. Il n'en était pas effleuré, il n'en était nullement troublé ; il entendait plaider devant lui la cause des médecins, du frère Ange et de l'Anglais (le médecin anglais Talbot) d'une tête libre sans daigner quasi dire son avis..... Croyez-moi, ma fille, ce n'est pas inutilement qu'il avait fait des réflexions toute sa vie ; il s'était approché de telle sorte ces derniers moments qu'ils n'avaient rien de nouveau ni d'étranger pour lui. » (*Lettres* des 13, 15, 20 mars 1686.)

8.

fort avant dans ses travaux. N'était-ce pas par une sorte de flatterie à l'égard de ces femmes, si bien faites pour suggestionner le cœur et l'âme des hommes distingués de leur siècle, que Pascal écrivait cette phrase : « qu'une vie est heureuse quand elle commence par l'amour et finit par l'ambition. Si j'avais à en choisir une, je prendrais celle-là ! » Mais Pascal était d'une santé chancelante. A travers les marques d'amitié de ses aimables auxiliatrices dans le sentier de la vertu, il voyait la mort sous toutes les faces, sous toutes les formes. Il était si délicat que l'on était obligé de lui faire chauffer les purgatifs quotidiens auxquels le condamnait l'impitoyable médecine d'alors [(1). On peut voir par là combien la thérapeutique qu'on lui appliquait dut secouer le corps de ce grand et fier martyr, et quel élément de souffrance elle fit entrer dans son existence.

Nous aurons tout résumé sur les documents de Valant quand nous aurons dit

(1) *Vie de Pascal*, par Mᵐᵉ Jacqueline Perrier, sa sœur.

qu'ils sont les archives de Mme de Sablé et de son cercle intime, tout comme les manuscrits de Conrart nous donnent le ton de la société de Mlle de Scudéry. Et sa liaison toute platonique d'ailleurs, avec Mme de Sablé était assez universellement acceptée pour qu'on lui écrivît : « à M. Valant, docteur en médecine, chez Mme la marquise de Sablé, en l'hôtel de Souvré, rue Croix-des-Petits-Champs, à Paris. »

II

Dans cette société si dogmatique que les doctrines jansénistes venaient encore assombrir, celui qui voulait faire sa trouée devait ménager toutes les susceptibilités. Les difficultés de situation étaient très impérieuses à vaincre pour les médecins de Cour, qui, s'ils plaisaient aux souverains et aux princes, soulevaient de profondes antipathies dans leur entourage. Le roi, pour faire acte d'indépendance à l'égard de la Faculté de Paris, ne choisissait pas toujours ses médecins parmi ses membres. Le fameux Vautier, attaché à la personne de la reine Marie de Médicis, qui fut si activement mêlé à la politique de son temps, exerçait à Montpellier. Grâce à son astuce, à ses intrigues, il se fit recevoir premier médecin de la reine. Son influence était telle qu'on disait hautement, en parlant de ceux qui se groupaient autour de lui : le parti Vautier. Or, ce parti Vautier tenait hardiment tête à Richelieu. Il faut lire dans Tallemant des Réaux les curieux détails qui le concernent :

« Un cordelier, nommé Père Crochard, l'avait pour domestique, comme un pauvre garçon ; Mme de Guicherville le fit médecin du commun chez la reine mère, à trois cents livres de gages. Or, quand elle fut à Angoulême et que de Lorme l'eût quittée à Aigre, — aux enseignes qu'elle disait en son style qu'elle lui avait dit des paroles plus aigres que le lieu où elles avaient été dites, — elle eut besoin d'un médecin. Il ne se trouva que

Vautier, que quelqu'un qui en avait été bien traité lui loua fort. Il la guérit d'un érysipèle, et ensuite il réussit si bien et se mit si bien dans son esprit, qu'il était mieux avec elle que personne, d'où vint la grande haine du Cardinal contre lui. C'était un grand homme bien fait, mais qui avait de grosses épaules : il faisait fort l'entendu. Il était d'Arles. Sa mère gagnait sa vie à filer, et on disait qu'il ne l'assistait point (1). »

On s'imagine aisément que la clientèle de ces médecins de Cour l'emportait sur celle des membres de la Faculté. Toutefois, le règne de Vautier fut interrompu presque tragiquement : le cardinal de Richelieu l'envoya méditer sur les dangers de la politique à la Bastille, où il resta douze ans. Dans cet intervalle, Marie de Médicis, retirée dans les Pays-Bas, sollicita souvent ses conseils ; mais ce fut en vain. Vautier ne sortit de la Bastille qu'après la mort de Richelieu, et Marie de Médicis dut accepter les soins de deux autres praticiens : Piètre

(1) *Historiettes de Tallemant.* Édition Paris Montmerqué.

et Riolan. Richelieu mort, Vautier fut déli-
vré, et se montra de nouveau dans le monde
où il fit encore assez bonne figure. Nommé
médecin de Mazarin, et ensuite premier
médecin de Louis XIV, il acquit fortune,
célébrité, honneurs de toutes sortes, et
mourut en 1652. D'autres de ses confrères
n'eurent pas la même chance que lui, car
les *Mémoires* de La Porte relatent l'histoire
d'un médecin nommé Cérelle que Richelieu ne s'était pas gêné pour envoyer aux
galères.

Guy Patin raconte que lors de la dernière
maladie de Mazarin (1661) ses médecins
étaient loin de s'entendre : « Hier, écrit-il,
Guénaut, Valot, Brayer et Béda des Fougerais alterquaient ensemble et ne s'accordaient pas de l'espèce de maladie dont le
malade mourait : Brayer dit que la rate est
gâtée ; Guénaut dit que c'est le foie ; Valot dit
que c'est le poumon et qu'il y a de l'eau dans
la poitrine ; Des Fougerais dit que c'est un
abcès du mésentère. Ne voilà-t-il pas d'ha-
biles gens ? Ce sont les fourberies ordi-

naires des empiriques et des médecins de Cour qu'on fait suppléer à l'ignorance. Cependant voilà où sont réduits la plupar des princes : *Sic merito plectuntur.* Ici la réalité ne vaut-elle pas la comédie ? (1) »

Molière, comme Montaigne, comme Guy Patin — qui était de la partie — poursuit avec une férocité sans pareille les médecins de son temps. En effet, les quatre docteurs qu'il met en scène dans l'*Amour médecin* : Tomès, — en français, saigneur, — représentait Daquin ; Desfonandrès — tueur d'hommes — masquait Des Fougerais ; Macroton cachait Guénaut qui parlait fort lentement ; et Bahis — qui signifiait jappant, aboyant — n'était autre que Esprit, le fameux Esprit, fils d'un médecin de Béziers. Ces quatre personnages étaient les quatre médecins en réputation attachés au service du roi. Et il faut convenir qu'ils prêtaient tous aux accusations contenues dans cette saillie de Molière : « Un médecin est un homme que l'on paye pour conter

(1) Guy-Patin. *Lettres choisies.*

des fariboles dans la chambre d'un malade jusqu'à ce que la nature l'ait guéri ou que les remèdes l'aient tué. » Leur extérieur grotesque les désignait d'avance à la risée parterre. Le plus souvent, ils ne s'exprimaient qu'en latin, et ils se rendaient à leurs occupations montés sur une mule, en longues robes, bonnets pointus et rabats. Molière n'a nullement exagéré le caractère risible de ces praticiens infatués de leur mérite. Un sixain du temps nous a conservé l'expression caricaturale du personnage :

> Affecter un air pédantesque,
> Cracher du grec et du latin,
> Longue perruque, habit grotesque,
> De la fourrure et du satin
> Tout cela réuni fait presque
> Ce qu'on appelle un médecin.

Nous sommes loin, on le voit, de cette série de jolis médecins, si aristocratiques d'allures et de vêtements, dont Mme de Sévigné recherchait la société. Le scandale de leurs discussions montrait à quel point la vie des malades était en danger avec eux, et leur vénalité fut dévoilée par un procès retentissant qui eut lieu en 1664.

Mais ce qui est plus grave encore c'est que les médecins de Rouen et de Marseille ayant porté plainte devant les tribunaux pour empiétements de leurs droits (1), il demeura prouvé, d'après les mémoires publiés de part et d'autre, que les remèdes qu'ils prescrivaient étaient de nature à tuer. Du reste, sur cette question, Guy Patin les prit plus d'une fois à partie, surtout les médecins de Cour (2). Selon lui, Daquin, attaché à la personne du roi par la faveur de Mme de Maintenon, n'était « qu'un pauvre cancre, race de juif, grand charlatan, véritablement court de science, mais riche en fourberies chimiques et pharmaceutiques. » Des Fougerais qu'il ménageait moins encore était « charlatan s'il en fut jamais, homm e

(1) *OEuvres de Molière*, 1773, avec *Remarques de Bret*, t. III, p. 339.
(2) *Lettres de Guy Patin*, Rotterdam, 1725.

9

de bien, à ce qu'il dit, et qui n'a jamais changé de religion que pour faire fortune et mieux avancer ses enfants. »

Ajoutez à ce portrait que le duc de Nemours (1) ayant mis Mme de Chatillon (2) enceinte, et celle-ci ayant eu recours aux expédients de Des Fougerais, elle se vit délivrée par lui, grâce à des manœuvres criminelles (3).

Quant à Guénaut, il répétait à qui voulait l'entendre qu'on ne saurait attraper (4) l'écu blanc des malades que si on les trompait. Ce qui lui fit pardonner ses victimes,

(1) Le duc de Nemours dont il est ici question fut tué en duel par son beau-frère, le duc de Beaufort (30 juillet 1652). Ce duel est demeuré célèbre. Non seulement Nemours fut tué raide d'une balle de pistolet, mais les comtes du Ris et d'Héricourt, témoins de Beaufort, succombèrent dans les vingt-quatre heures aux suites de leurs blessures.

(2) Née en 1627, fille de Montmorency-Boutteville, le célèbre duelliste que Richelieu fit décapiter. Mariée à Gaspard de Coligny, duc de Châtillon. Veuve en 1649, elle se remaria au duc de Mecklembourg-Schwerin. Ses aventures ont défrayé toutes les chroniques. Tallemant des Réaux et Bussy se sont chargés de nous la faire bien connaître et on peut ajouter qu'ils ont parfaitement réussi.

(3) Bussy-Rabutin.

(4) Guy Patin. *Lettres.*

c'est qu'il précipita la mort de Mazarin.
Un homme du peuple lui en témoigna
naïvement sa reconnaissance, un jour,
dans un embarras de voitures, en s'écriant :
« Laissons passer M. le docteur, c'est
lui qui nous a fait la grâce de tuer le cardinal. »

Le quatrième médecin du roi, Esprit,
était partisan de l'émétique, de l'antimoine
et d'autres remèdes considérés comme un
peu charlatanesques. Aussi n'était-il guère
plus épargné que les autres par ses contemporains. Les médecins des princes, ainsi
que nous l'avons déjà dit, étaient particulièrement en butte aux satires et aux critiques,
et personne n'ignore que Valot passait
pour avoir avancé, par son ignorance, la fin
d'Henriette de France, ce qui lui avait valu
l'épigramme suivante :

Le croiriez-vous, race future,
Que la fille du Grand Henri
Eut, en mourant, même aventure
Que feu son père et son mari?
Tous trois sont morts par assassin :
Ravaillac, Cromwel, médecin,

> Henri, d'un coup de baïonnette,
> Charles finit sur un billot
> Et maintenant meurt Henriette
> Par l'ignorance de Valot.

Et remarquons ceci : c'est que Louis XIV, qui se trouvait là, toujours à point nommé, lorsqu'il fallait protéger Molière contre les criailleries des sots et parfois des courtisans, Louis XIV servait lui-même de première victime à Valot, qui le purgeait invariablement toutes les semaines. Ce même Valot avait été chargé un instant de donner des soins à Anne d'Autriche, qui se mourait d'un cancer au sein. Mme de Motteville ne se gêne nullement pour affirmer que son inexpérience et celle de ses confrères causa la mort de la Reine (1) : « Pour être versé dans la connaissance des simples et de la chimie, il paraissait devoir connaître les remèdes spécifiques pour cette maladie. Mais il montra tant de faiblesse à soutenir ses avis contre ceux qui lui étaient opposés,

(1) *Mémoires de Mme de Motteville.* Paris, G. Charpentier et Cie, 1885.

qu'elle s'en dégoûta. » — Séguin qui lui fut préféré « était médecin à la mode de la Faculté de Paris, qui est de saigner toujours et de ne se servir point des autres remèdes. Il n'avait guère d'expérience, car il était venu jeune au service de la reine. Pour surcroît de malheur, il était passionné et n'estimait les conseils de personne ; et, sans connaissance d'aucuns remèdes particuliers pour le mal de la reine mère, il s'opposait seulement à tout ce qu'on proposait pour elle. »

La tâche des médecins de Louis XIV fut assez ardue si l'on considère qu'après la mort de Valot (1671), Daquin (1), son successeur, se trouva en présence de plusieurs accidents sérieux dans la santé du roi : une perforation du palais, une luxation du coude (2), une chute de cheval, et

(1) Antoine Daquin, comte de Jouy, fut nommé premier médecin du roi par lettres patentes du 18 avril 1692. Il avait épousé en 1656 une nièce de Valot.

Disgracié en 1693, il fut obligé de se démettre de sa charge. Daquin était le fils d'un juif converti et Guy Patin ne se gêne guère pour lui reprocher cette origine.

(2) Le roi se luxa le coude gauche en chassant dans la

enfin la *fistule*, qu'il fallut opérer en 1686, cette fameuse année que chacun appelait l'année de la fistule (1). D'après Dionis, cette maladie devint à la mode parmi les gens du bel air. Plusieurs courtisans choisirent Versailles pour se soumettre à l'opération, parce que cela attirait l'attention du roi sur eux. Dionis ajoute : (2) « J'en ai vu plus de trente qui voulaient qu'on leur fît l'opération, et dont la folie était si grande qu'ils paraissaient fâchés lorsqu'on les assurait qu'il n'y avait point de nécessité de la faire. »

N'oublions pas, cependant, qu'à côté de ces défaillances, des gens véritablement instruits, quoique livrés à un déplorable esprit de parti pris, étaient très recherchés de leurs contemporains. — Au premier rang, Guy Patin, quelque méchant qu'il fût

forêt de Fontainebleau. Ce fut Fr. Félix de Tassy père, premier chirurgien jusqu'en 1677, qui fit la réduction.

(1) Ch.-Fr. Félix de Tassy fils, qui avait succédé à son père dans la charge de premier chirurgien en 1676, opéra Louis XIV. Ce chirurgien mourut en 1703 et fut remplacé par Georges Mareschal.

(2) *Rapports de Dionis.*

de temps à autre, mérite de fixer l'attention. Dans l'abandon des relations intimes, il exerçait une véritable séduction : causeur étincelant, tout à la fois très caustique et très lettré, il ne manquait pas, paraît-il, de personnages de distinction qui simulassent une maladie pour avoir le plaisir de disserter avec lui. Il y allait sans prétention, ne dédaignait pas de se faire payer puisqu'on le dérangeait, et disait à qui voulait l'entendre : « Quand j'étais jeune, je rougissais de ce que l'on m'offrait de l'argent, aujourd'hui je rougis quand on ne m'en présente pas. »

Autour de lui, nous rencontrons les Spon, les Falconnet, les Belin. Par la famille de sa femme il touchait à la magistrature, et voyait assidûment le Président de Thou, frère de celui qui avait partagé le sort de Cinq-Mars. M. Miron, président aux enquêtes et M. Charpentier, conseiller au Parlement, étaient ses voisins et ses amis. « On nous appelle, écrit-il (1), les

(1) *Lettres de Guy-Patin.*

trois docteurs du quartier. Notre conversation est toujours gaie. Si nous parlons de la religion ou de l'État, c'est toujours historiquement, sans songer à réformation ou à sédition. Nous nous disons les uns aux autres les choses à peu près comme elles sont. Notre principal entretien regarde les lettres, ce qui s'y passe de nouveau, de considérable et d'utile. L'esprit ainsi délassé, je retourne à ma maison, où après quelques entretiens avec mes livres ou quelques consultations passées, je vais chercher le sommeil. »

III

« Les médecins font assez souvent pleurer pour qu'ils fassent rire quelquefois. » Tel était le mot prononcé par Louis XIV en écoutant *le Malade Imaginaire* ; et tout fait supposer qu'il y eut un secret accord entre le roi et Molière pour la représentation de la pièce. Guy Patin, de son côté, tout en

ayant la haute fierté de sa profession, n'en
cochait pas moins des traits mordants à ses
confrères. On en estimait cependant quelques-uns ; mais l'opinion publique, en
général, se montrait sévère à leur égard.

Ce courant d'idées prédominait partout,
si bien que les médecins sollicitèrent
l'intervention du roi pour empêcher la
publication de la pièce du *Malade Imaginaire*. « Voyant, dit Georges Backes (1),
leur art devenu infructueux par leur ignorance et leurs mômeries tournées en dérision, ils eurent recours à sa Majesté pour empêcher la publication de cette pièce, principalement en France où ils s'étaient fait
si riches à force d'avoir tué tant de monde.
Et c'est ce qui fit qu'un de leurs amis
en mit une au jour sous ce même titre,
n'ayant ni rime, ni raison, ni danse, ni cérémonie. »

Cette dernière phrase semblerait indi-
quer que les médecins auraient prêté la
main à une contrefaçon du *Malade Imagi-*

(1) Préface du *Malade imaginaire*. Bruxelles, 1674.

naire (1). Sur cette question la lumière se fera difficilement. L'opinion de M. Maurice Raynaud est que c'est là une fable inventée à plaisir. Quoi qu'il en soit, Molière conserva jusqu'à la fin de sa vie des relations avouées et suivies avec Bernier, Liénard, Mauvillain, qui lui fournirent la plupart des traits qu'il a lancés, moins contre la médecine que contre certains médecins.

Est-elle vraie la fameuse anecdote contée par Grimarest, nous montrant Louis XIV demandant un jour à Molière : « Vous avez un médecin, que vous fait-il ? — Sire, nous causons ensemble ; il m'ordonne des remèdes, je ne les fais pas, et je guéris. »

Il n'en est pas moins hors de doute que la Faculté poussa la haine jusqu'à essayer de faire passer l'auteur du *Misanthrope* pour hérétique : « Molière, écrivait Perrault, ne devait pas tourner en ridicule les bons médecins, que l'Écriture nous enjoint d'honorer. » Il est vrai, comme le fait remarquer spirituellement M. Taschereau

(1) Sambix, Cologne, 1674.

qu'on aurait pu opposer à Perrault l'autorité du prophète « reprochant au roi Asa d'avoir eu recours aux médecins, et l'autorité plus profane sans doute, mais imposante encore, des Romains défendant pendant près de six cents ans l'entrée de leur ville aux médecins, les chassant même plus tard. »

Disons-le bien haut, il était réellement difficile d'accorder quelque confiance à des gens qui prétendaient trouver dans une goutte d'or potable le remède à tous les maux !

Et comme si cela ne suffisait pas, ils se déconsidéraient à plaisir par leurs querelles personnelles et ne reculaient même pas devant le scandale. C'est encore de Guy Patin que nous tenons l'anecdote suivante :

« Un marchand d'orviétans s'était adressé au doyen de la Faculté de Paris, Jacques Perreau pour obtenir de lui un certificat favorable, relatif à un opiat inventé par lui. Repoussé, il alla trouver de Gorris, un inter médiaire peu scrupuleux, et obtint, par

son entremise des certificats favorables de
Guénaut, de Des Fougerais, de Mauvillain, etc., en tout douze affamés d'argent;
l'opiat en question étant une drogue du
Pont-Neuf, le fait était grave. Le charlatan réitéra ses sollicitations auprès du
nouveau doyen de la Faculté, Piètre, qui
réussit à se faire remettre par lui l'approbation des douze médecins traîtres à
la Faculté.

« Lorsque le doyen eut en sa possession
cette pièce à conviction, il dénonça ses
douze confrères qui furent honteusement
chassés de la Faculté. Voyant leur avenir
médical perdu, ils demandèrent publiquement pardon. Mais, ajoute méchamment
Guy Patin, la tache leur en est restée. »

Certes, l'histoire n'était pas à la louange
des coupables ; mais le doyen et quelques
autres n'eussent-ils pas sauvé l'honneur de
la corporation en gardant le silence ?

Du reste, par un retour des choses d'ici-
bas, Mauvillain qui avait défendu l'antimoine, Mauvillain, presque considéré

comme un révolutionnaire, fut désigné en 1666 pour le décanat. Il rentra à la Faculté, le front haut, bien vengé de son expulsion momentanée.

En résumé, il n'y eut que trop de raisons pour attaquer avec tant d'acharnement les Esculapes du xvii⁰ siècle. Leurs doctrines n'étaient qu'un défi au bon sens et Molière ne nous paraît pas encore les juger assez sévèrement, quand il prête à Béralde cette réponse. — « Lorsqu'un médecin vous parle d'aider, de secourir, de soulager la nature, de lui ôter ce qui lui nuit et lui donner ce qui lui manque, de la rétablir et de la remettre dans une pleine facilité de ses fonctions ; lorsqu'il vous parle de rectifier le sang, de tempérer les entrailles et le cerveau, de dégonfler la rate, de raccommoder la poitrine, de réparer le foie, de fortifier le cœur, de rétablir et conserver la chaleur naturelle, et d'avoir des secrets pour étendre la vie à de longues années, il vous dit justement le roman de la médecine. Mais quand vous en venez à la vérité et à l'expérience, vous ne trouvez rien de tout cela ; et il en est comme de ces beaux songes qui ne vous laissent au réveil que le déplaisir de les avoir crus. »

CHAPITRE IV

LES POISONS

I

Les poisons ont été employés dès les siècles les plus reculés. Il semblerait que l'homme n'a découvert les secrets de la nature que dans un but de destruction contre les êtres créés. Les plus terribles poisons indiens avaient leurs équivalents dans l'ancienne Rome où la science des toxiques était appliquée d'une façon redoutable. Ce n'est pas vainement que Locuste expérimentait sur des esclaves, qu'elle cultivait pour Néron l'art abominable des empoisonnements : l'effet était aussi sûr qu'effroyable. Nous savons aujourd'hui que l'agent destructeur de Locuste, le poison que Mithridate gardait dans le chaton de sa bague, n'était autre que l'arsenic blanc ou *sublimé* décrit par Pline et Dioscoride. L'orpiment ou sulfure jaune d'arsenic était plus usité dans certaines classes lorsqu'il s'agissait de se défaire d'un ennemi, parce qu'il était moins coûteux. C'était en Mysie, sur l'Hellespont, qu'on le trouvait plus particulièrement, tandis que l'arsenic blanc, très rare, et d'un prix fort élevé, ne servait qu'aux Empereurs et aux rois. Suétone, dans ses *Vies des douze Césars*, laisse supposer que Britannicus fut empoisonné avec un mélange de plantes vénéneuses et d'arsenic blanc. Ce fut ce toxique-là qu'on préférait pendant l'Empire romain, le seul que les sorcières thessaliennes préparaient sur les monts déserts, dans les nuits constellées; le seul qui régnait dans les tentatives de magie faites par le moyen âge. Et pour s'en convaincre, l'on n'a qu'à ouvrir le fameux livre de Jean-Baptiste Porta, *la Magie naturelle*, lequel n'est qu'un traité de toxicologie où l'on peut reviser toute l'histoire du merveilleux (1).

Mais ce qui a préoccupé plus particulièrement l'auteur du livre, c'est l'analyse des sucs de certains végétaux : le pavot, la belladone, la jusquiame; car c'est grâce à leur préparation, au dosage de leur absorption qu'on obtient les hallucinations dont le rôle va s'accentuant dans l'histoire psychologique des crises religieuses, hallucinations qui remplirent nos annales judiciaires, et tinrent un instant en arrêt les canons des

(1) Il ne faut pas oublier que l'arsenic, associé d'une part aux substances organiques et d'autre part combiné avec les poisons tirés du règne végétal, possède une activité extrêmement énergique.

Comme on le voit, les *arsines* qu'on osait à peine soupçonner et que Selmi mettait en évidence, il y a quelques années, étaient depuis longtemps exploités par ces experts en poisons.

conciles et la théologie, tant elles prirent d'importance dans l'histoire des luttes religieuses.

Au XVIe siècle, au moment où la France voyait l'introduction à la Cour des parfumeurs italiens, venus à la suite de Catherine de Médicis, un autre chimiste, non moins savant que Porta, Cardan, écrivait un ouvrage intitulé : *De subtilitate*. Il vulgarisa la connaissance des plantes vénéneuses, et principalement de l'aconit tue-loup, ainsi que d'autres d'une action tout aussi active. L'arrivée de René le Florentin, de Cosme Ruggieri, mit en lumière certains travaux sur les poudres et les cosmétiques; et la toute-puissante autorité de la reine permit à ces étrangers de faire de nombreux élèves. Les adeptes affluèrent à Paris, et Pierre de l'Estoile ne craignait pas d'écrire en 1572 que, par suite des troubles religieux, on avait relevé le chiffre de trente mille sorciers, tant les croyances à l'occultisme étaient répandues, tant les creusets étaient interrogés, les pierres pré-

cieuses broyées, tant l'étude de la toxicologie était approfondie.

Je pense, toutefois, que les trop merveilleux récits de fleurs, de gants, de vêtements
empoisonnés doivent être depuis longtemps
réduits à néant. Le roman de Jeanne d'Al-
bret mourant pour avoir porté et respiré
des gants demeurés quelque temps dans le
laboratoire des parfumeurs de la reine est
une pittoresque invention que dément complètement la science moderne. D'ailleurs,
il est reconnu que la mère d'Henri IV (1)
était atteinte de crachements de sang, avant
son arrivée à la Cour, et qu'elle mourut,
en quelques jours, d'une pneumonie tuberculeuse, tout comme Charles IX s'éteignit,
atteint de phtisie (2).

(1) Elle fut prise le soir du 3 juin de fièvre violente avec
point de côté. Le 11, elle expirait.

(2) Dr A. Corlieu. *La mort des rois de France*. Paris,
H. Champion, 1892.

Au sujet de la mort de Charles IX, je signalerai deux
très curieuses et très intéressantes lettres de Catherine de
Médicis, datées « du boys de Vincennes ce dernier may
1574 » à Henri III, alors roi de Pologne, pour lui annoncer
la mort de son frère et à M. de Matignon pour lui notifier
sa régence. (*Bibliothèque nationale*, fonds Dupuy 500.)

Lorsque ces terribles Florentins étaient chargés de servir les sinistres desseins de la reine Catherine, c'était la poudre blanche d'arsenic mêlée à des confitures et à des gâteaux qu'ils employaient. C'était dans des mets préparés à l'avance qu'ils glissaient leurs toxiques meurtriers. Aussi Henri IV, pendant son séjour au Louvre, ne mangeait-il que des œufs qu'il faisait cuire lui-même, et ne buvait-il que l'eau qu'il allait puiser à la Seine de ses propres mains.

Chose d'une importance capitale et qu'il faut bien constater, c'est que les René et les Ruggieri étaient de si parfaits préparateurs qu'ils excellaient à réduire en poudre impalpable la matière arsénicale, si bien que les efforts des médecins restaient impuissants à déceler les traces du toxique chez ceux qui mouraient en proie aux convulsions déterminées par l'horrible substance, et que le trépas des victimes était attribué à des causes absolument naturelles.

L'inquiétude des vrais savants, des hommes de bien, comme était le chirurgien

Ambroise Paré, visait donc à trouver un antidote au poison régnant, à l'agent favori de la reine italienne. C'était une lutte digne d'un grand esprit, d'un grand cœur que celle qu'il s'agissait de livrer à ces empoisonneurs pour leur arracher la vie des princes et des gentilshommes que la haine de Catherine poursuivait, quand ils refusaient d'obéir à ses projets. C'était une œuvre aussi patriotique qu'humanitaire. Et, chose digne d'être observée, c'est que ce fut un chirurgien, et non un médecin, qui se préoccupa de trouver ce remède. Aussi les recherches d'Ambroise Paré nous ont-elles valu un chapitre d'un haut intérêt dans son curieux ouvrage, ayant pour titre : *Les Venins.*

Le contrepoison préconisé par Ambroise Paré n'était autre que la fameuse thériaque prise dans du vin de Malvoisie, à laquelle il conseillait d'ajouter les toniques et les cordiaux. Lui, chirurgien, il s'élève avec indignation contre les médecins qui n'auraient pas craint, dans la circonstance, de saigner l'empoisonné à blanc, c'est-à-dire jusqu'à ce qu'il rendît l'âme. Il montre que ce n'est pas avec de semblables pratiques qu'on pouvait enrayer le mal.

La Cour de France est faite à l'image de celle des Borgia. On procède par tueries, par trahisons. Le spectre de la mort semble se glisser jusque dans les fêtes du Louvre où le guette la figure sibylline de Catherine de Médicis. La reine a contracté une alliance avec la sombre déité. La mort est l'amie de la reine. On comprend qu'à un semblable moment où l'arme mortelle était absolument occulte, chacun s'efforçât de découvrir des antidotes. Tout homme occupant une situation un peu élevée se trouvait fatalement en butte aux coups d'ennemis invisibles. Les sbires vénitiens, ces tueurs masqués, n'étaient rien auprès de ces empoisonneurs qui introduisaient leurs drogues dans les aliments avec une adresse merveilleuse et sans qu'on pût jamais les surprendre. Il ne faut donc pas s'étonner de trouver dans la plupart des livres de médecine de cette époque un nombre prodigieux de recettes vantées comme antidotes de certains poisons. Mais leur inanité est démontrée par Ambroise Paré et voici la dramatique anecdote qu'il raconte à ce sujet.

Charles IX était alors à Clermont-Ferrand. Un seigneur lui apporta d'Espagne une pierre d'une qualité bizarre qu'il appelait le « bézoard (1) qu'il lui affirmait estre bonne contre tous venins et l'estymoit grandement ». Comme on le pense, Ambroise Paré opposa les négations les plus formelles aux dires du gentilhomme, qui persistait cependant dans ses affirmations. Le roi voulant trancher la difficulté et n'écoutant que ses instincts cruels, fit appeler M. de La Trousse, le prévôt de son

(1) On donnait le nom de bézoards à des concrétions calcaires trouvées dans l'estomac de divers animaux. On attribuait à ces pierres des propriétés merveilleuses. Le bézoard le plus estimé venait d'Orient et naissait dans l'estomac d'une sorte de bouc. D'après Laurens Catelan (*Traicté de l'Origine, vertus, propriétez et usage de la pierre bézoar*, Montpellier, 1623, in-12), c'était « le plus excellent, le plus certain et le plus efficacieux antidote contre toutes sortes de venins et de maladies contagieuses ».

hôtel, et lui demanda s'il n'y avait pas dans les prisons quelque condamné à mort. — Comme on le pense, il y avait toujours cas pour des condamnations capitales, dans ces époques où l'arbitraire faisait d'un malheureux un gibier de potence. M. de La Trousse fit donc aussitôt amener au roi un pauvre diable qui allait être exécuté et auquel Charles IX proposa de faire grâce s'il voulait se prêter à l'expérience en question, qui consistait à avaler le poison et ensuite l'antidote destiné à le préserver d'une mort certaine.

Persuadé de la vertu de cet antidote, le condamné accepta la proposition. L'apothicaire servant lui administra aussitôt le breuvage empoisonné et, immédiatement après, le fameux bézoard.

L'horreur de la scène qui s'ensuivit ne saurait se traduire. A peine le malheureux eut-il avalé les deux drogues, nous raconte Paré, qu'il se prit à vomir, « à aller à la selle avec grandes espreintes, disant qu'il avait le feu au corps, demandant de l'eau à boire ». Le chirurgien du roi et les autres personnages présents virent « le pauvre dyable cheminant à quatre pattes comme une beste, la langue hors de la bouche, désirant toujours vomir, avec grandes sueurs froides, et jettoit le sang par les oreilles, nez, bouche et par les sièges ». Ce fut alors qu'Ambroise Paré, pris de pitié, lui fit boire un demi-setier d'huile, dans l'espoir d'apporter quelque adoucissement à ses atroces douleurs.

Après sept heures d'affreuse agonie, le malheureux rendit l'âme. L'autopsie faite par le grand chirurgien révéla que « l'estomach étoit *noir*, *aride* et *sec* comme si un caütère y eût passé (1) ». Au sortir de cette inutile et cruelle épreuve on jeta le bézoard au feu par ordre du roi.

Telles étaient les vertus de ces soi-disant antidotes.

(1) D'après l'autopsie faite par Ambroise Paré on peut conclure à un empoisonnement par le sublimé corrosif.

II

Ce n'était pas seulement en France qu'on étudiait la question des poisons, que l'on rêvait aux moyens d'enrayer le mal. Un savant médecin italien, Césalpin, se livrait à Rome, aux mêmes recherches qu'Ambroise Paré dans son pays. Seulement, il confondait dans ses anathèmes, dans ses emportements tous les médecins-chimistes et affectait de les considérer comme de véritables empoisonneurs.

Un autre médecin également célèbre, Mercurialis, de Forli, attaché à la personne de l'empereur Maximilien, est celui qui fit accomplir à la science des poisons l'étape la plus grande. Mais, tout en passant pour le plus savant et le plus sagace parmi ses contemporains, il n'en imagina pas moins un bizarre moyen de neutraliser les effets des différents poisons et, en particulier, de l'arsenic. Ce moyen consistait à se mettre dans le corps d'un bœuf ou d'un cheval aussitôt qu'on venait de les abattre. Et comme preuve à l'appui, Jérôme Mercurialis citait le cas de César Borgia qui, empoisonné dans un festin, avait fait ouvrir le corps d'une mule, s'y était mis complètement nu et y était resté plusieurs heures.

On ne saurait prendre au sérieux de pareils procédés, que des gens réputés intelligents préconisaient cependant très haut.

Il y eut également en ce douloureux et sanglant xvie siècle, un autre savant, Hardouin, de Pise, qui traita l'abominable et insoluble énigme. D'après lui, les empoisonnements les plus communs étaient plutôt causés par l'orpiment que par les oxydes d'arsenic, attendu que l'orpiment s'achetait en Allemagne à un prix minime, tandis que l'arsenic sublimé, venu d'Orient, était fort cher. Sa préoccupation fut de trouver l'étymologie du mot *venin* qui, à ce qu'il prétendait, était né du vocable *vena*, puisque « c'était par les veines et les artères qu'il pénétrait dans le corps ».

Enfin, à côté de ces chercheurs, il ne faut pas oublier Léonard Fioravanti, l'inventeur du baume de ce nom, dont la composition tient encore une grande place dans les prescriptions de notre médecine moderne. Son traitement consistait à envelopper le malade dans des draps imbibés de ce fameux baume au moyen duquel Fioravanti assure avoir opéré des cures merveilleuses.

On voit quelles généreuses inquiétudes travaillaient les cerveaux des penseurs, des savants, dans ce XVIe siècle traversé par le meurtre, les crimes de la royauté, les guerres de partisans. De tous ces travaux accomplis par des médecins animés de l'amour de leur art, il résulte que le moyen le plus radical, selon eux, consiste dans l'emploi des toniques à l'extérieur comme à l'intérieur.

Les poisons jouaient alors un tel rôle dans la politique que les souverains s'en émurent. L'Italie en était la dispensatrice et les Juifs passaient pour maîtres

« en l'art des venins ». Aussi, les rois de
France pressentant les événements né-
fastes qui devaient découler de la possession de pareils toxiques entre les mains
de gens cupides, ambitieux ou passion-
nés, avaient commencé d'en réglementer
la vente. Ce fut le roi Jean le Bon qui en prit
l'initiative. Son exemple ayant été suivi par
les autres pays, nous retrouvons en 1557,
une ordonnance de la reine Marie d'Angleterre faite aux autorités du collège des
physiciens, ordonnance qui enjoint dans
son texte « d'avoir à réunir devant elle les
gardes épiciers et tous les apothicaires, et
expressément leur donner charge et com-
mande que de temps en temps désormais
tous et chacun d'eux ne se mettent à
vendre, en gros et en détail, aucunes mar-
chandises, substances ou drogues contenant aucune trace de *venin*, ou soupçon de
poisons, ou autre semblable qui puisse,
entre les mains d'aucune personne ignorante ou mal intentionnée, ou malicieuse,
procurer par quelques moyens de graves

11.

accidents et mettre en péril ou danger la vie d'aucuns de nos subjects, dans quelque état ou position il ou elle puisse être, à moins que le vendeur d'aucunes des drogues ainsi désignées ne soit bien assuré de l'honnêteté, de la véracité, des bonnes intentions et du talent de l'acheteur. Et d'abord, qu'ils interrogent celui-ci sur l'usage et l'emploi qu'il veut en faire, et qu'en outre, ils notent le nom de l'acheteur, le temps de la vente, ou autrement que lesdits épiciers ou apothicaires gardent l'ordonnance (manuscrite) de quelque médecin discret, instruit, autorisé pour leur décharge. Voulons et ordonnons expressément que lesdits épiciers et apothicaires ni aucun d'eux ne manquent à observer notre bon plaisir.

« Donné sous notre sceau, en notre palais de Saint-James, le vingt-troisième jour de juin, dans la quatrième et cinquième année de notre règne (1557)

« *Signé :* MARY D'ANGLETERRE. »

Même à l'époque où Tite-Live (1) racontait éloquemment l'histoire de la république romaine, les poisons jetaient déjà leurs éléments destructeurs dans la société. Cent ans avant l'ère chrétienne, des femmes, de véritables monstres, employaient pour se débarrasser de leurs proches les substances meurtrières. Cent cinquante dames romaines furent condamnées pour ce fait; une entre autres, précédant la Lucrèce Borgia de la Renaissance, et nommée Hieronyma Sparra, s'était rendue experte dans la sombre science et vendait ses services à ceux qui trouvaient trop lents les héritages attendus. Elle fut condamnée et pendue ainsi que ses complices.

Le mal continua quand même à sévir. Au moyen âge, les sorciers, les pâtres soi-disant jeteurs de sorts, inoculaient le poison au bétail. Les bêtes mouraient, mais on avait beau brûler les coupables, ils laissaient des adeptes; et l'on vit, en 1696, une famille de pâtres du nom de Trovato,

(1) Tite-Live. Ann. 423.

arrêtée pour avoir vendu des ingrédients destinés à faire périr des troupeaux.

Vers le milieu du xviiᵉ siècle, c'est l'*Aqua Toffana* qui fut le poison à la mode, en Italie. Cette préparation, due à une femme, la Toffana, causa, au dire de cette misérable, la mort de six cents personnes parmi lesquelles on compte les papes Pie III et Clément XIV.

D'après Garelli, médecin de Charles VI d'Autriche, l'*Aqua Toffana* était une dissolution d'acide arsénieux dans de l'eau distillée de cymbalaire, additionnée d'une sorte d'alcoolat de cantharides.

III

C'est en 1631 que parut l'ordonnance officielle qui enjoignait à tous les apothicaires et épiciers de la ville de Paris de garder sous clef les différentes sortes de *poisons, venins ou drogues réputés dangereux*, et de ne les vendre qu'à des per-

sonnes connues, dont ils étaient tenus d'ins-
crire les noms sur un registre afin qu'on
pût savoir, si besoin en était, quel emploi
avait été fait de ces substances.

Quant à Louis XIV, ce n'est qu'en 1682,
qu'il s'occupa sérieusement de la régle-
mentation des ordonnances sur la vente
des poisons. Les terribles poudres d'Exili
avaient donc eu le temps de faire de nombreuses victimes. Cet Exili n'avait-il pas
lui-même été l'auteur du meurtre de cinquante personnes sous Innocent X?

Nous verrons dans le prochain chapitre
en quoi consistaient les manœuvres de la
Voisin. La Brinvilliers l'avait devancée
dans cette voie criminelle. Et pourquoi,
sans motif de haine, sans raison aucune,
cette femme allait-elle trouver les pauvres
dans leurs mansardes, les mourants à
l'Hôtel-Dieu? Pourquoi chez ses amis
apportait-elle les gâteaux et les sucreries
destinés à donner la mort? et quel épouvantable besoin de destruction ravageait le
cerveau de cette misérable? On croirait à

la personnification de quelque sinistre divinité de la tombe. Les cris des désespérés
lui fournissent les voluptés de ses après-
midi. Les blasphèmes des torturés ne font
pas blémir sa joue et frémir ses lèvres. Elle-
même donne à boire le breuvage épouvantable qui doit corroder l'estomac et faire
cliqueter les os. L'œil vitreux des victimes
ne la poursuit pas dans ses nuits, elle n'y
découvre pas la malédiction prophétique
qui, tôt ou tard, la voue au bras séculier. Escortée de ses valets qui portent la
livrée du petit vair, coiffée en cornette
montée, elle assiste aux offices de sa
paroisse dans le banc d'œuvre où lui donnent droit d'entrée ses titres et qualités.
Et lorsqu'on se décide enfinà rechercher le
nom des victimes de ses fureurs, les résultats
sont tels que les juges hésitent à la poursuivre, sachant qu'elle est l'alliée de toute
la magistrature et qu'elle y a recruté des
complices.

Comme Caligula, comme Héliogabale,
ces monstrueux aberrés qui avaient la

monomanie du crime, la Brinvilliers, cette détraquée du grand siècle, avait le délire des empoisonnements. Elle tuait en artiste, en dilettante passionnée, comme Néron mettait le feu à Rome pour se procurer une vision dramatique et artistique de l'embrasement de la ville aux sept collines. Au XVIIe siècle, on ne distinguait encore qu'une grande criminelle dans cette femme que les médecins d'aujourd'hui considéreraient comme une véritable monomane.

Disons-le à son honneur, c'est à la médecine contemporaine que la judiciaire des sociétés actuelles devra sa transformation. Là où le juge, dans lequel on retrouve toujours du tortionnaire, ne reconnaît qu'un coupable, le médecin, le savant discernera un déséquilibré, souvent même un fou, et c'est à son intervention toute-puissante que les constitutions de l'avenir en appelleront pour la modification de leurs lois. C'était donc au sein même de la nation que le mal sévissait dans toute son horreur et les souches de cette magistrature, tout à la fois cruelle et méprisable, se sont perpétuées dans notre société habituée à saluer en elle la gardienne de ses lois.

Cependant, fait caractéristique, les pénitenciers de Notre-Dame commençaient à violer le secret de la confession en donnant pour avertissement du haut de la chaire « que la plupart de ceux qui se confessaient à eux depuis quelque temps s'accusaient d'avoir empoisonné quelqu'un ».

Ainsi, un besoin fatal d'imitation emportait, comme dans un aveugle mouvement, sur les pas de la Brinvilliers, les dispensateurs des toxiques. On tuait pour le plaisir de voir râler des êtres et bleuir la peau humaine. On tuait parce que l'on subissait la suggestion de cette volonté qui s'affirmait dans son rôle implacable, dans sa surnaturelle puissance, dans son écrasante et terrifiante domination. Les plus sages étaient vaincus et roulaient dans la pente, sous le vent de cette folie qui faisait tourner toutes les têtes dans l'enfer du mal, dans l'assoiffement du meurtre. Le roi lui-même demeurait frappé de stupeur en présence de ce beau pays de France devenu la proie des successeurs d'Exili.

Le sublimé corrosif, l'opium et l'arsenic étaient donc plus que jamais les agents criminels de toutes les morts anonymes, qui frappaient les personnes de condition moyenne, aussi bien que les grands de la terre. Toutefois, les préparations restaient grossières. A l'arsenic et au sublimé employés en solution dans l'alcool, on ajoutait des décoctions de morelle noire, de pavot, de mandragore, d'aconit tue-loup, de drouée, d'épurge (herbe aux gueux), de belladone.

Les moyens d'expertise pour reconnaître les ravages causés par ces poisons minéraux ou végétaux ne variaient pas beaucoup. Les experts forçaient un animal à avaler le toxique suspecté de donner la mort. Si la bête ne mourait, pas on déclarait la drogue inoffensive et elle pouvait entrer dans la composition des médicaments.

Nous dirons dans le chapitre consacré à la Voisin à quel point Louis XIV s'est trouvé frappé en découvrant que le ministre d'État Hugues de Lionne, le comte de Soissons, le chancelier d'Aligre, Henriette d'Angleterre, le président de Lamoignon, étaient morts empoisonnés ; que La Vallière et Fontanges avaient failli périr de la même façon ; qu'on avait fait semblables tentatives sur le Dauphin ; que lui-même n'en avait pas été à l'abri, non plus que Colbert ; et que son cousin Charles II, le roi d'Angleterre, avait manqué de succomber d'une mort identique, ainsi que Jean Sobieski, roi de Pologne, et la reine sa femme.

Nous rappellerons encore une fois que toute une bande d'empoisonneurs, ayant établi son siège à Paris, poussait ses ramifications dans la plupart des Cours d'Europe. L'instruction ouverte au sujet du comte et de la comtesse de Bachimont, du comte de Chastuel, major au service de la Savoie, du chevalier de Vanens et de Cadelan, n'avait pas tardé à démontrer à quelles causes terribles il fallait attribuer la mort du duc de Savoie ; et Mme de Sévigné se faisait l'écho de l'opinion publique lorsqu'elle écrivait à sa fille : « N'êtes-vous pas étonnée de cette mort si prompte et si inattendue à quarante ans ? »

Veut-on savoir comment on s'y prenait pour empoisonner certains objets : gants, vêtements, bas, et plus particulièrement les chemises ? Voici la formule que nous avons retrouvée dans les procès-verbaux du temps :

« Prendre gros de savon noir comme une noix ; mêler trois ou quatre fois autant d'arsenic ; le bien battre, — en frotter le bas des chemises devant et derrière. »

Ceci était l'empoisonnement par la peau. Mais on comprend qu'aujourd'hui, dans l'état actuel de la science, il est impossible de discuter un seul instant l'action toxique de cette manière.

Pour empoisonner les tasses, les écuelles et autres objets de vaisselle plate, on employait la formule suivante :

« Prendre un crapaud, le fouetter et lui faire prendre et avaler de l'arsenic, et ensuite le faire crever dans la tasse ou autre vaisseau d'argent qu'on veut empoisonner (1). »

Ce qui, par exemple, avait une action décisive, c'était l'emploi du lavement empoisonné. On se servait pour cela des décoctions de plantes telles que la mandragore, le pavot, avec addition considérable d'opium.

Et plus on va dans l'histoire de la toxicologie au XVIIe siècle, plus on comprend la nature des angoisses qui durent secouer les vastes épaules des puissants du monde lorsqu'ils se virent menacés par des tueurs invisibles, qu'on eût dit dérobés dans les entrailles de la terre, tant ils avaient pour eux le pouvoir de se rendre invulnérables, d'être partout et insaisissables, de rester les témoins muets des souffrances qu'ils faisaient naître, d'assister aux deuils qu'ils causaient. La moitié du pays était menacée dans son aristocratie, ses corporations. La dynastie des Bourbons semblait prête à

____

(1) Bibliothèque de l'Arsenal. Manuscrits, pièces originales du procès de la Chambre Ardente.

mourir, non pas sur un champ de bataille,
comme ses glorieux ancêtres, mais dans
une agonie sans noblesse et sans grandeur,
qui la ravalait aux postures de la bête, ou
la montrait évacuant sur une chaise percée,
ironique leçon réservée par la destinée aux
princes superbes qu'elle humiliait ainsi par
le spectacle de la trivialité de leur fin,
qu'elle marquait d'un trait de suprême
déchéance, entre les convulsions du bas-
ventre et les nausées de l'estomac.

CHAPITRE V

LA MESSE NOIRE

Origine du quartier Bonne-Nouvelle. — Sa physionomie
suspecte au temps de Louis XIV. — La Voisin s'y achète
une maison. — Son ambition et ses moyens d'action. —
Ses clients et clientes dans toutes les classes de la
Société. — Tableau de la rue Beauregard. — Effets de la
superstition. — Le roi recule devant le scandale de la
corruption générale. — Les auxiliaires de La Voisin :
les prêtres, le bourreau. — Prévision d'une révolution

I

Le Paris de Philippe-Auguste ne s'était
pas tellement transformé qu'il ne laissât
aux Valois-Angoulême et aux Bourbons un
immense travail à accomplir pour l'assai-
nissement de la ville et le bien-être moral
des masses auxquels ne contribuaient pas
précisément les propriétaires des construc-

tions locales, même ceux des maisons ayant pignons sur rue. Les architectes de la monarchie n'étaient guère appelés qu'à l'édification et à la restauration des palais, des demeures seigneuriales et des fastueux hôtels des Partisans.

Au commencement du xvii⁰ siècle, il existait dans cette partie de la ville, entre l'enceinte de Paris et le quartier Saint-Denis, une portion de terrains vagues, déserts, relevés en contre-bas des remparts, remplis de pierres et de gravois. Aucun point de vue pittoresque n'en relevait l'aridité. Nul rentier n'eût été tenté d'y construire une maison quelconque, même pour y abriter des amours défendues. L'on songea à tirer parti de ce terrain en permettant aux petites gens de s'y établir, aux différents corps de métier de s'y installer, en les exonérant de tailles, d'impôts, en donnant à tous une sorte de liberté illimitée du travail, puisqu'on les dispensait de redevances vexatoires envers les jurandes.

C'était faire la part belle à la majeure

partie de la population, et le procédé pour
l'attirer dans ces parages déserts était certes
d'une habileté où l'on pouvait deviner toute
la rouerie, toute la finesse pratique de
l'administration, si l'on songe surtout que
les finances devaient se trouver, à un
moment donné, obérées de près d'un mil-
liard. Il ne fallait rien moins que de pareils
avantages pour créer cette *Ville Neuve sur
gravois* qui donna son nom au quartier.
Des rues y furent percées qui s'appelèrent :
rue de Bourbon-Villeneuve, de Cléry, de
Beauregard. Et la petite chapelle où Anne
d'Autriche, dans un jour de désespérance,
était venue formuler un vœu, devint l'église
paroissiale, et, en souvenir des dévotions
royales, on l'appela Notre-Dame-des-Bon-
nes-Nouvelles (1)

En même temps que l'église, de spacieu-

(1) D'après l'abbé Lebeuf, *Histoire de la ville et de tout
le diocèse de Paris,* « la sainte Vierge est patronne de cette
église en tant que recevant de l'Ange la bonne nouvelle
de l'incarnation du Verbe. »

Cette chapelle fut érigée en cure en 1674. La première
pierre a été posée par Bernard, duc de la Valette, en 1624

ses maisons entourées de larges plantées d'arbres donnèrent au quartier une allure, une couleur, qui lui étaient bien personnelles, si toutefois un pareil terme est applicable à une fraction du vieux Paris. Mais, au point de vue philosophique, l'expression me semble d'une réelle justesse; car, s'il est vrai que les monuments soient l'enveloppe marmoréenne d'une civilisation et, en quelque sorte, son revêtement extérieur, sa forme palpable; s'il est vrai que le marbre ait rendu l'impérieuse puissance du dogme grec, pourquoi l'œuvre architecturale ne traduirait-elle pas aussi les mœurs, la grandeur ou la criminalité de certaines phases sociales? Les « plombs » de Venise sont l'œuvre de la tyrannie, comme nos cathédrales sont le symbole des siècles de foi, comme l'Arc de Triomphe de l'Étoile est l'expression de notre splendeur militaire.

Et, de même que le noble faubourg Saint-Germain, avec ses hôtels rigidement clos, révélait tous les préjugés d'une caste hos-

tile à tout ce qui vivait et pensait en dehors
d'elle; de même que le Marais interprétait
la morgue et le bourgeoisisme de la Magistrature en train de grandir, de même le
quartier de la Ville Neuve avait une physionomie à part, une couleur tranchée. Il présentait l'aspect d'une population dont l'esprit réflétait les aspirations de la classe
moyenne côtoyant timidement la noblesse
parlementaire.

Le faubourg Saint-Germain commençait
alors à devenir le séjour des courtisans, qui
trouvaient plus commode d'habiter sur une
des lignes directes servant aux grandes
carrossées allant quotidiennement de Paris
à Versailles. Ce qui n'empêchait pas que le
quartier situé sur la rive droite de la Seine
ne devînt assez brillant par la suite, puisque
Corneille le célébrait hautement :

> Et l'univers entier ne peut rien voir d'égal
> Aux superbes dehors du Palais Cardinal (1).

La solitude du quartier Bonne-Nou-

____

(1) *Le Menteur*, acte II, scène v.

velle devait attirer, au commencement du xviie siècle, certaines catégories de gens de professions interlopes : marchandes d'amour, fripiers, usuriers. Sa position cachée, propice aux rendez-vous clandestins défiait l'espionnage des maris de certaines femmes de condition; un facile accès à la débauche y entraînait toutes les classes de la société en rupture de bans conjugaux.

C'est, sans aucun doute, ce qui tenta la fameuse Catherine Deshayes, femme d'Antoine Montvoisin, dont la popularité ne devait pas tarder à exciter la curiosité des vicieuses et des détraquées de son temps. La Voisin, ainsi qu'on allait la nommer, acheta donc, rue Beauregard, au prix de 30,000 livres une vaste maison enclose d'un jardin, que sa disposition mettait à l'abri de toutes tentatives inquisitoriales du voisinage, des investigations de la police et de celles des époux trop soupçonneux.

Or, c'est du jour où elle fut établie dans ce quartier qu'une des plus curieuses phases psychologiques traversées par cette société du XVII⁰ siècle, s'est trouvée réalisée dans l'histoire. La Voisin, en effet, joua un rôle capital dans l'existence des hommes et des femmes de son temps ; et son influence sur l'imagination des grandes romanesques dont l'ambition ne visait à rien moins qu'à changer les destinées du monde est certes l'une des plus tragiques qui puissent tenter l'analyse des écrivains féministes.

II

D'où venait-elle ? d'où sortait-elle cette aventurière qui n'a d'autres précédents historiques que ceux de Canidie (1), de Locuste, de la Sparra, de la Toffana ? Sa physionomie paraît rappeler celle des monstrueuses criminelles antiques. Chez elle le meurtre finissait par revêtir une sorte de

(1) C'est à la Voisin que fait allusion La Bruyère lorsqu'il parle « d'une Canidie qui a de si beaux secrets, qui promet aux jeunes femmes de secondes noces, qui en dit le temps et les circonstances ». (*Les Caractères et les Mœurs*, chap. *Les Femmes*, p. 67, 10⁰ édit.)

fatalisme étrange qui faisait que tout ce qu'elle touchait de sa main terrible était à jamais marqué pour la mort, et la mort désespérée, la mort hideuse qui ravale l'homme au niveau de la bête.

Ce n'était pas une inspirée comme les sorcières thessaliennes, une initiée aux dogmes cruels de l'Inde, une inconsciente, une dépravée comme les *famosæ* et les *sagæ* de la décadence romaine. Non, elle était un de ces produits bizarres, incompréhensibles que les mœurs des Médicis avaient importés en France, à l'avènement de Catherine, cette terrible joûteuse qui jonglait avec les poisons, et qui était plus ou moins pétrie dans l'argile des Borgia. Dépassant ses contemporains de toute la force de conception d'un cerveau solidement organisé, la Voisin avait vu plus haut et plus loin que l'entourage dont elle avait gagné la confiance. Elle avait franchi de toute la puissance de son vol satanique l'horizon où évoluaient ces ambitieux, ces chercheuses de trônes, ces capteuses de cœur.

Elle avait compris qu'au fond de l'âme humaine, il y a cette insatiable soif de bonheur qui ne se satisfait que dans le rêve de l'inconnu, la curiosité de l'irréel, le besoin d'étreindre des biens sans cesse fuyants. Elle avait vu enfin qu'en entretenant l'esprit dans le mirage de toutes ces formes merveilleuses de la destinée, elle s'en rendrait plus maîtresse, que le monarque le plus absolu, attendu que sa souveraineté, à elle, visait non seulement la possession de l'imagination, mais encore celle du corps et de la fortune de ses clients.

Reine du domaine de l'occultisme dont elle semblait, aux yeux d'un certain monde, partager la domination fabuleuse, avec l'esprit des ténèbres, son prestige touchait à l'illimité. La Voisin est, une fois de plus, la résultante de ce grand problème humain qui veut que, dans les âges de crise psychologique, le misérable comme le grand seigneur aille chercher dans un « au delà » quelconque, dans un infini dont il demande la clef aux devins et aux sorcières la satisfaction de ses aspirations idéales vers une somme de joie que la réalité est incapable de lui procurer.

Aujourd'hui, l'amer réalisme tout desservi qu'il soit, au dire des métaphysiciens, par la connaissance des faits et des choses, a du moins le privilège de mettre l'homme en possession d'une force, la science, qui lui aide à maîtriser la matière. Le savant éprouve une jouissance noble, presque sublime à arracher à la nature ses secrets enfouis jusque-là dans le champ du surnaturel. La foi se trouve forcée de transiger avec la science. Mais, au xviie siècle, la vieille théologie, tout en acceptant déjà l'incursion des libres esprits dans le domaine religieux — puisque Fénelon correspondait ouvertement avec Bayle — ne plaisantait pas lorsqu'un écrivain frisait légèrement l'hérésie. Pascal en sut quelque chose.

A côté des démonstrations officielles de foi, le xviie siècle eut son petit peuple de libres-penseurs ou plutôt de libertins pour nous servir de l'expression en usage alors. Ils vivaient dans l'ombre. Ils se réunissaient dans des banquets clandestins. Ils rédigeaient des libelles anonymes par crainte du bourreau. Une femme comme la Voisin pouvait être affiliée à ces sociétés.

Elle y rencontrait des gens de bonne noblesse tels que ce Don Juan de Molière qui méprise le loup-garou, qui donne au pauvre « pour l'amour de l'humanité » et dont la foi positive se borne à croire « que deux et deux font quatre et quatre et quatre font huit ». Ou bien encore des abbés du genre de ce fameux Guillaume Anfrye de Chaulieu, l'âme damnée des princes de Vendôme, qui vint souvent rue Beauregard, vécut en véritable disciple d'Epicure, et savait encore, à quatre-vingts ans, courtiser les femmes et leur adresser des vers aussi anacréontiques qu'irréligieux.

La présence de la Voisin, dans leurs réunions s'explique par l'ombre où on les obligeait à vivre. C'est le sort des initiateurs de rallier tout d'abord à leur cause des scélérats et des fous.

La Voisin, en somme, pouvait suivre ce vaste mouvement des esprits. Elle s'emparait par d'autres moyens de tout ce qui pense, souffre, attend, meurt dans le cœur de l'homme, si misérable et si grand tout à la fois, si chétif et cependant si royalement fort, qu'on n'a pas à s'étonner, après l'avoir vu susceptible de tous les abaissements, de le retrouver soudainement capable de tous les héroïsmes.

Il ne faudrait point pourtant s'imaginer rencontrer dans Catherine Deshayes ce type d'alchimiste ou de sorcier que la légende nous montre cherchant, dans son creuset, la solution du problème de la vie humaine. Pour l'élève des empoisonneurs florentins, la formule rêvée consistait à faire tomber, au moyen d'une infernale combinaison, beaucoup d'or monnayé et d'écus dans les coffres de la maison mystérieuse de la rue Beauregard. L'ambition de la Voisin était la fortune. Peut-être, si le sort ne l'avait pas trahie, l'aurait-on vue, à un moment donné, disparaître comme certains grands aventuriers, et s'en aller vivre dans quelque palais à Rome ou à Venise (1).

Que de secrets abritèrent ces tentures de haute lisse, ces murailles entre lesquelles s'étouffaient les cris des victimes, cette pièce où l'on égorgeait de jeunes enfants achetés pour les pratiques de la magie par des prêtres, des gentilshommes et des femmes, à des filles-mères qui ne craignaient pas de livrer au meurtre ces petits êtres. Le crime servait d'auxiliaire au vol ou à l'escroquerie, l'homicide quotidien était appelé au secours des amours illustres des femmes de la cour. Époque de démoralisation profonde, que la pensée se refuse à imaginer ! Et lorsqu'on voit les plus hauts dignitaires venir faire antichambre

----

(1) Dans un de ses interrogatoires, la Voisin déclara qu'une fois sa fortune faite, son intention était de quitter la France et d'aller vivre princièrement en Italie. Au moment de son arrestation, il lui manquait encore 100,000 livres pour exécuter son dessein. Note autographe de M. de la Reynie. Biblioth. nationale f. Fr. 7608.

chez une fabricante de philtres, l'on se demande jusqu'où l'aberration peut aller.

La rue Beauregard fut donc le lieu de rendez-vous, pendant de longues années, de tout ce que l'aristocratie, l'armée, la magistrature, la bourgeoisie comptaient d'éminent parmi leurs membres. Et l'aspect de cette rue aurait eu de quoi tenter le crayon d'un Callot, si ce n'est que la mise en scène aurait présenté autre chose que la misère sordide des gueux.

Revivons un instant cet étrange tableau :

Où vont ces chaises à porteurs qui transportent à une certaine heure de la matinée des femmes aux costumes assombris, mais dont l'élégance d'allure trahit cependant le rang et au fond desquelles se dissimulent les présidentes Le Féron (1) et Lescalopier (2)?

(1) Marguerite Gallard, fille d'un conseiller au Parlement, mariée à Jérôme Le Féron, président de la première des enquêtes. Impliquée dans l'affaire des poisons, elle fut arrêtée le 9 avril 1679 et condamnée, le 7 avril 1680, au bannissement de la vicomté de Paris pour neuf ans et à 1,500 livres d'amende. Elle mourut en 1702.

(2) Charlotte Germain, fille d'un trésorier des ponts et chaussées. Mariée à Balthazar Lescalopier, président à

Et ce lourd équipage blasonné d'ou descend une personne que l'on se désigne tout bas comme alliée aux plus grandes familles de France et qui n'est autre que la duchesse de Vivonne (1)? Et ce carrosse, attelé de six chevaux, ayant sur ses panneaux des armoiries ducales qui vient de conduire la duchesse de Bouillon (2) et son amant, le duc de Vendôme, que salue d'un geste dis-

mortier. Elle se rendit célèbre par ses aventures scandaleuses et finit par aller chez la Voisin demander du poison pour son mari qui, pourtant, ne la gênait guère. L'abbé de Laffemas a contribué à la triste renommée de la présidente par une chanson intitulée : *Les Feuillantines*. C'est un petit chef-d'œuvre d'esprit et de méchanceté qui a fait les délices de la société du xviiᵉ siècle.

(1) Antoinette de Mesmes, fille unique d'Henri, seigneur de Roissy, président au Parlement de Paris, et de Marie de la Vallée-Fossey d'Everly, mariée en 1655 à Louis-Victor de Rochechouart, duc de Mortemart et de Vivonne, frère de Mᵐᵉ Montespan. Elle mourut en 1709, presque dans la misère, âgée de soixante-huit ans.

(2) Marie-Anne Mancini, mariée à Godefroid-Maurice de la Tour, duc de Bouillon, pair et grand chambellan de France. Le but de la visite de la duchesse, rue Beauregard, était de demander les moyens de faire mourir son mari, pour épouser le duc de Vendôme, « lequel était présent chez la Voisin ». La duchesse de Bouillon mourut subitement, en 1688, d'une attaque d'apoplexie, aux pieds de son mari, qu'elle exécrait. Au dire de Saint-Simon, « c'était une créature très audacieuse et dangereuse ».

cret, le maréchal duc de Luxembourg (1)?

Le soir descend sur le quartier sinistre : voici les comtesses de Polignac (2) et du Roure (3), la maréchale de La Ferté (4),

(1) Le maréchal de Luxembourg était un des familiers de la Voisin. Lorsqu'il apprit qu'un décret de prise de corps avait été lancé contre lui, il alla voir le roi. Mais il fut mal reçu et dut se résigner à entrer à la Bastille, le 24 janvier 1680. Il n'en sortit que le 15 mai de la même année. Louis XIV, le lendemain du jugement qui déchargeait le maréchal de l'accusation portée contre lui, donna l'ordre de l'exiler dans ses terres, « avec défense d'approcher de Paris plus près de vingt lieues ».

Luxembourg avait épousé Madeleine-Charlotte-Bonne-Thérèse de Clermont-Tonnerre. Elle avait apporté en dot à son mari le duché de Luxembourg et une fortune considérable, mais elle était laide et infirme. Le maréchal ne pouvait la souffrir et il n'est pas surprenant qu'il soit allé chez la Voisin chercher le moyen de s'en débarrasser.

(2) Jacqueline de Beauvoir de Grimoard du Roure, mariée à Louis-Armand de Polignac. C'était la mère du cardinal de Polignac. Morte le 7 novembre 1721. Au dire de Dangeau, « c'était une maîtresse femme, de grande intrigue et de fâcheuses affaires. Elle était aussi très galante. »

(3) Claude-Marie du Guast d'Artigny, mariée au comte du Roure, lieutenant général en Languedoc. Elle avait été fille d'honneur d'Henriette d'Angleterre, amie intime de La Vallière et la confidente de ses amours.

(4) Madeleine d'Angennes, née en 1629, mariée le 25 avril 1655 à Henri de Saint-Nectaire, duc de la Ferté, maréchal de France. Morte le 16 mars 1714. Saint-Simon et Bussy ne l'épargnent guère et ils n'ont pas tort. Jamais femme ne se tint moins à son rang et ne fit plus parler d'elle,

la princesse de Tingry (1) et la marquise d'Alluye (2). Lorsqu'elles sortiront de la maison de la rue Beauregard, les duchesses de Duras (3) et de Vitry (4) arriveront à leur tour, et peut-être auront-elles été précédées par la fière comtesse de Soissons (5),

(1) Marie-Louise de Luxembourg, princesse de Tingry, née en 1640. Comme toutes les grandes dames de la Cour, elle vint demander à la Voisin des poudres pour se faire aimer. Elle en avait d'ailleurs besoin, car elle était aussi laide que galante.

(2) Bénigne de Meaux du Fouilloux, fille d'honneur d'Anne d'Autriche. Dotée par le roi d'une somme de 150,000 livres, elle épousa, en 1667, le marquis d'Alluye. Amie intime de la comtesse de Soissons, elle fut exilée en Languedoc, à la suite de l'affaire des poisons.

(3) Marguerite-Félicie de Lévis, fille du duc de Ventadour, mariée au duc de Duras, gouverneur général de Franche-Comté.

(4) Marie-Louise Pot de Rhodes, mariée au duc de Vitry en 1646, morte en 1684. Le duc de Vitry mourut précisément dans le courant de l'année 1679. Cette date coïncide avec les visites de la duchesse chez la Voisin, et il est certain que la Reynie fut très frappé de la coïncidence.

(5) Olympe Mancini (1640-1708), mariée le 20 février 1657 au prince Eugène de Carignan, qui prit le titre de comte de Soissons. Elle fut accusée, non sans raison, d'avoir empoisonné son mari. Louis XIV ne put se résoudre à livrer à la justice une femme qu'il avait aimée. Il la fit donc prévenir par le duc de Bouillon, son beau-frère, du décret rendu contre elle. Elle s'enfuit à trois heures du matin, en plein hiver, accompagnée de la marquise d'Alluye. La mère du comte de Soissons, qui avait toujours

à qui le roi octroiera la faveur d'un exil dans les Pays-Bas, lorsque le procès de l'empoisonneuse aura jeté sur son nom un éclat déshonorant. Demain, ce sera le tour de Mmes de Dreux (1), de Poulaillon (2),

détesté sa belle-fille et qui la soupçonnait d'avoir fait mourir son fils, voulut sauvegarder l'honneur de la famille et vint solliciter l'indulgence du roi : « Madame, lui répondit-il, j'ai bien voulu que Mme la comtesse se soit sauvée ; peut-être en rendrai-je compte à Dieu et à mes peuples. »

(1) Françoise Saintot, mariée à Philippe Dreux, maître des requêtes, puis intendant à Caen et révoqué en 1675. Compromise par ses assiduités chez la Voisin, qui lui avait procuré les moyens de se faire avorter, elle fut arrêtée et conduite au château de Vincennes. Jugée par la Chambre ardente, qui la condamna « au bannissement à perpétuité hors du royaume », elle vit sa peine commuée par le roi et se retira à Vaugordy, près Chinon.

Les chansonniers l'ont durement traitée, ainsi que son mari et son amant, Charron de Menars, officier aux gardes. On peut en juger par le couplet suivant :

> Qu'avez-vous, Monsieur Dreux ?
> Vous êtes langoureux.
> Hélas ! c'est que Charron
> De ma femme (*bis*)
> Hélas ! c'est que Charron
> Prend le.....

(2) Marguerite de Jehan, mariée à Denis-Alexandre de Poulaillon, seigneur de Montréal, maître des eaux et forêts de Champagne, puis correcteur à la cour des Comptes. Sa liaison avec le marquis de la Rivière est demeurée célèbre. Mme de Poulaillon fut accusée d'avoir été demander

Le Camus (1) et Brissart (2). Mais quelle est cette femme masquée, au port de déesse, devant le carrosse de laquelle les laquais font écarter la canaille, qui descend avec la précipitation d'une affolée et la hauteur d'une véritable marquise habituée depuis l'enfance à voir toutes les échines se courber? A son geste hardi et noble, à sa taille altière, qui n'a reconnu l'héroïne

du poison à la Voisin. Sur l'ordre du roi de la traiter très sévèrement, elle fut enfermée aux Pénitentes d'Angers. Elle mourut en 1726.

(1) Marie-Catherine Dujardin, fille d'un conseiller à la cour des Aides de Rouen. Mariée à Jehan Le Camus, intendant d'Auvergne, puis lieutenant civil. Elle vivait en assez mauvaise intelligence avec son mari, dont elle eut cependant trois enfants.

Le lieutenant civil ne pardonna jamais à la Reynie d'avoir laissé écrire les déclarations concernant Mme Le Camus et il devint, par la suite, l'adversaire le plus acharné du lieutenant de police.

Mme Le Camus mourut à Paris, le 14 juin 1719, neuf ans après son mari.

(2) Marie Miron, mariée à Charles Brissart, conseiller au Parlement. Comme la plupart des femmes des magistrats de cette époque, elle avait un amant qu'elle entretenait. C'était Louis-Denis de Rubantel, maréchal de camp. Mme Brissart, dont les relations suivies avec la Voisin n'étaient un secret pour personne, fut accusée d'avoir empoisonné sa sœur, Mme d'Hardécourt.

principale du procès intenté à Catherine Deshayes, celle qui aurait dû, la première, s'asseoir à côté de l'empoisonneuse sur le banc d'infamie, si la clémence du roi n'avait respecté en elle la mère du duc du Maine et du comte de Toulouse, la superbe Montespan?

Toutes, oui toutes, s'en vont demander des philtres pour la mort des époux détestés, pour envoulter des amants, pour prolonger une jeunesse que la débauche flétrit trop vite; pour tuer dans leurs entrailles le fruit d'un récent adultère, et recommencer le lendemain des expéditions voluptueuses dans le domaine des amours illicites. Aucune n'a le cri de la maternité aux lèvres, le sentiment de la pitié pour la victime réclamée par leur haine implacable de femmes mariées; et les têtes pâles, les yeux cernés sous l'insomnie ardente, les gorges charmeresses apparaissent frappées de l'éclat d'un jour tragique dans ces boudoirs capitonnés. On y voit les plus braves et les plus audacieuses qui tressaillent d'un involontaire effroi, sous le mince lumignon d'une lampe fumeuse, en interrogeant leur destinée dans le marc de café, dans les cartes, dans les entrailles fumantes des bêtes éventrées, dans le miroir magique, sur un tableau noir où s'étaleront des signes bizarres à l'heure où il est reçu qu'on verra rougeoyer l'anneau solennel de Saturne.

Et c'était à la superstition — que les docteurs de l'Église se trouvaient impuissants à dégager du dogme — qu'il fallait demander compte de ces douloureuses aberrations.

Oui, l'opinion était une puissance assez redoutable, au sein d'une nation policée, régulière d'apparence, pour que l'on craignît de porter un coup violent à ce qui constituait alors la société française. Louis XIV eut peur, lui qui se croyait au-dessus de tout. Il trembla dans son omnipotence pour la bonne renommée de cette cour et de cette magistrature, expression morale du royaume dont il était le souverain et chez qui l'Europe était habituée à

venir chercher des leçons d'honneur et
d'héroïsme et qu'elle se complaisait à envelopper de tous les prestiges. Le grand roi
ne voulut pas dévoiler ces hontes et ces
turpitudes à la malignité de ses ennemis.
Par les secrets qu'il avait surpris, il tenait
dans ses mains toutes les iniquités de la
magistrature, et plus on pénètre dans les
détails terribles de ces sinistres arcanes,
plus l'on comprend que celui qui voyait
s'agiter devant ses yeux la duplicité et la
vénalité de conscience de ces faux honnêtes
gens, de ces assoiffés de jouissances, de ces
dépravés, plus l'on comprend, dis-je, que
celui qui était chaque jour en contact avec de
pareils hommes les ait eus en profond mépris
— mépris qui rejaillit sur l'espèce entière :
la triste humanité que ne flagelle pas encore,
à notre gré, d'un sarcasme assez sanglant,
l'amer pessimisme d'un La Rochefoucauld.

Mais c'est surtout au sujet de ceux qui
étaient regardés comme les parangons du
devoir, les gardiens des mœurs, les déten-
teurs de la morale publique, que l'épou-

vante s'accroît. L'homme chargé de faire appliquer la torture à son semblable pour lui arracher l'aveu de ses crimes se rendait plus criminel lui-même que le dernier des misérables qu'il était appelé à juger : celui-là nous apparaît sans excuse devant la conscience de l'histoire. C'est parmi les femmes de magistrats qu'on recrute les plus hautes coquines et les plus perverses détraquées. Je le répète, quand on étudie les détails du procès de la Chambre Ardente, la croyance au mal universel nous est surtout inspirée par les hommes de robe ; et, dans une autre acception d'idées, l'on comprend ces fiers esprits de l'école de Port-Royal, se refusant à vivre parmi les heureux de la terre, s'enfuyant d'un coup d'aile loin de leurs contemporains, — poussés par la crainte de sombrer dans le mal du siècle. Il fallait être un grand apôtre de charité, un saint Vincent de Paul pour sonder d'un regard encore miséricordieux toute l'horreur des plaies sociales.

14.

III

Quels étaient les intimes de Catherine Voisin, ou, pour mieux dire, quels complices s'adjoignait-elle dans l'exécution de ses manœuvres criminelles? Nous sommes bien forcé de le reconnaître, c'est dans le clergé qu'elle avait rencontré ses amis le plus zélés. Les abbés Guibourg (1), Le-

(1) Le portrait suivant que trace de Guibourg La Reynie, dans une note adressée à Louvois, peut donner une idée de ce misérable.

« C'est un prêtre âgé de soixante-dix ans, né à Paris, prétend être fils naturel de feu M. de Montmorency, beaucoup voyagé, libertin, desservi plusieurs églises à Paris et aux environs, dans une pratique continuelle de sacrilèges, empoisonneur artiste, appliqué à la recherche de toutes sortes de maléfices, ami de la Voisin, en commerce de longtemps avec elle et avec tout ce qu'il y a de plus méchant, tenu ménage depuis plus de vingt années avec une concubine (la fille Chanfrain) de laquelle il a eu plusieurs enfants, dont même il en a tué quelques-uns, homme extraordinaire, qui ne peut être comparé à aucun autre, qui a égorgé et sacrifié plusieurs enfants. Ce crime paraît lui être familier. Les messes dites sur le ventre et autrement, les consécrations et tout ce qu'on a désiré de plus impie et de son ministère, ne lui ont jamais fait de peine. »

meignan (1), Mariette (2), Cotton (3), Tournet (4), Davot pour ne citer que les plus
compromis, lui accordaient une protection
active. Plus tard, ces trois derniers payè-
rent leur complicité effrayante sur le bûcher. Quant aux autres, attachés aux pa-
roisses voisines, Saint-Eustache, Saint-Sau-
veur, Bonne-Nouvelle, ils finirent leurs
jours dans une citadelle. L'abbé Davot,

(1) Lemeignan (Barthélemy), né à Saint-Martin, près de
Cherbourg, en 1602, vicaire de Saint-Eustache. Ce misérable, dans une messe noire, avait sacrifié deux enfants du
sexe masculin et les avait « coupés en plusieurs pièces ».
En raison de son grand âge, Lemeignan fut enfermé pour
le reste de ses jours, dans la citadelle de Salces.

(2) François Mariette, vicaire de l'église Saint-Séverin,
né à Paris, en 1640. Grâce à sa famille qui était puissante
et alliée à la magistrature, ce misérable prêtre, plus coupable peut-être que les abbés Tournet et Davot, échappa
au dernier supplice. La Reynie, dans un de ses rapports à
Louvois, se plaint amèrement de la faiblesse des juges à
l'égard de Mariette, qu'on se contenta de faire enfermer,
d'abord à Saint-Lazare, puis dans la citadelle de Besançon.

(3) Cotton (Jacques-Joseph), prêtre attaché à l'église
Saint-Paul, condamné à mort pour impiétés et sacrilèges,
et exécuté le 1er octobre 1680, après avoir subi la question
ordinaire et extraordinaire de l'eau.

(4) L'abbé Tournet fut exécuté en place de Grève « pour
impiétés et sacrilèges, et avoir dit une messe sur le ventre
d'une jeune fille âgée alors de quatorze à quinze ans,
pendant laquelle messe il la connut charnellement. »

vicaire de Bonne-Nouvelle, bénéficiait pour une large part, avec le bourreau, des sommes importantes que touchait la Voisin.

Chose étrange, cette femme ne craignait point de s'offrir aux caresses de l'exécuteur des hautes œuvres afin d'obtenir de lui tous les éléments nécessaires à la trituration de ses abominables sorcelleries. D'après la Kabbale, les cierges que l'on destinait à éclairer les effroyables sacrifices consommés dans le laboratoire de la Voisin (1) devaient être fabriqués avec de la graisse de pendu. Le bourreau se chargeait de la procurer. L'intérêt le plus vil avait donc seul déterminé cette misérable à surmonter la répugnance qui devait s'emparer d'elle au contact de son sinistre associé.

Sans qu'il soit besoin d'insister, on voit de quelle gangrène était rongé le corps social tout entier. Une chaîne infernale relie

(1) Dans le cabinet de la Voisin, derrière une lourde tapisserie, il y avait un four; c'est dans ce four qu'on faisait « brûler les enfants avortés et ceux qui avaient été sacrifiés dans les messes noires ». La Voisin avoua en avoir brûlé de la sorte plus de deux mille cinq cents.

toutes ces castes les unes aux autres, depuis
la plus haute de toutes ces fières grandes
dames, la marquise de Montespan, depuis
Antoinette de Mesmes (1), sa belle-sœur, fille
du président de ce nom qui se faisait avorter
au moyen d'un ingénieux appareil inventé
par la femme Lepère, jusqu'aux vaillants
soldats, jusqu'aux membres de la bourgeoisie, jusqu'à ceux du bas clergé, jusqu'aux
valets auxquels incombait l'exécution des
tortures judiciaires, tous, oui tous, se
tenaient dans ce branle de la démence et
du vice. Et, comme si ce n'était pas assez
de cette aristocratie de robe et d'épée, les
plus intelligents, les plus nobles par la

(1) La Lepère se rendit vers minuit à l'hôtel de Mesmes, ancien hôtel de Montmorency, situé rue Sainte-
Avoye : c'est là qu'habitait la duchesse de Vivonne tandis que son mari suivait le roi dans les campagnes de
Hollande (du 27 avril au 5 août 1672). Mme de Vivonne,
d'après la déposition de la femme Lepère, « étoit grosse
de trois mois et demi au plus ».

Pour payer ce service, la Voisin reçut environ 500 livres
et la femme Lepère ne toucha que 50 livres, ce dont d'ailleurs elle se plaignit amèrement.

Pour ce qui est de Mme de Vivonne, voir les dépêches de
Louvois à La Reynie. — Manuscrits, dépôt du Ministère
de la guerre, F. 385-644.

pensée, allèrent aussi rue Beauregard : artistes de la plume et artistes dramatiques, des comédiennes comme la du Parc, la de Brie (1), la Dupin (2), la Béjart (3), vinrent tour à tour solliciter de la Voisin des services particuliers que l'on n'eût pas osé demander à des médecins honorables. Du reste, reconnaissons-le, l'espèce n'en était

(1) Catherine Leclerc, mariée à Edme Wilquin, dit de Brie. Née en 1620, morte le 19 novembre 1706. Mlle de Brie fut longtemps la maîtresse de Molière. Après le mariage de celui-ci, elle continua à vivre dans sa maison, si l'on en croit l'auteur du pamphlet *Les intrigues de Molière et de sa femme*, qui, sur ce point, nous paraît très exactement renseigné.

(2) Louise Jacob de Montfleury, fille d'un acteur. Mariée à Joseph du Landus, sieur du Pin, elle joua successivement dans les troupes du Marais et de la rue Guénégaud. Morte le 8 avril 1709. Elle vint se faire avorter chez la Voisin, qui la mit en rapport avec la Lepère. Prix de l'opération : 40 livres. La Dupin passait pour très prude, témoin le mauvais et méchant quatrain suivant :

> Elle aime les plaisirs et veut qu'ils soient secrets.
> Du moindre petit bruit son fier honneur s'offense.
> Elle a beau désirer des amants bien discrets,
> Elle en a trop pour sauver l'apparence.

(3) C'est d'Armande-Grésinde-Claire-Élisabeth Béjard, la femme de Molière, qu'il est ici question. Il n'est d'ailleurs pas surprenant qu'en raison du nombre considérable de ses amants, elle soit venue rue Beauregard demander à la Voisin de la mettre en rapport avec quelques-unes des matrones attachées à son établissement.

pas rare, car, pour l'honneur du corps médical de l'époque, à part Rabel et Brioude,
on ne trouve que des noms obscurs pour
prêter leur concours à une empoisonneuse.

Nous reviendrons plus tard sur la présence des comédiennes dans la clientèle de
la Voisin, autour de laquelle se groupaient
quelques impudents médecins, de nombreuses sages-femmes, des apothicaires. Et,
dans ce noble Paris qui était l'âme de la
France, — on pourrait même ajouter de
l'Europe entière — l'arbre social, pourri
déjà à sa base, pouvait laisser pressentir
aux penseurs les futures révolutions qui
allaient achever de le déraciner tout entier;
et ce serait ici le cas de dire qu'il en est
des nations comme des hommes, et qu'il
des moments où il faut que leur cœur se
brise ou se bronze.

D'ailleurs, d'où auraient-elles surgi ces
passions violentes, si fécondes en désastres,
sinon dans ces luttes, dans ces aspirations
faites de convoitises suprêmes qui portaient
les acteurs de ces drames épouvantables

aux plus criminelles extrémités et qu'encadre le procès de la Chambre Ardente? Toute nation — comme tout individu — porte en elle ses germes de dissolution. C'est en vain que des prédicateurs du haut de la chaire, allaient tonner contre le naufrage de la vertu et de la raison d'une partie des citoyens, puisque les âpres appétits et les vices terribles des grands confinaient à l'assassinat. Il devait résulter, pour Louis XIV, de cette célèbre affaire de la Chambre Ardente une de ces leçons morales faites pour ébranler jusqu'au fond de l'âme, leçon que semblerait viser dans sa parole prophétique la phrase tombée des lèvres de Bossuet, parlant de la mort d'Henriette d'Angleterre, tout à la fois si mystérieuse et si dramatique : « Le roi pleurera, le prince sera désolé et les mains tomberont au peuple de douleur et d'étonnement (1). »

1. *Rex lugebit et Princeps induetur in mœrore et manus populi terræ conturbabuntur.* (Ezéchiel, 7-27.)

CHAPITRE VI

LA VOISIN

La du Parc, maîtresse de Racine. — Elle meurt à la suite
de manœuvres abortives et Racine est accusé par la
Voisin de l'avoir fait empoisonner. — La messe noire
de janvier 1678, dite pour Mme de Montespan. — Folies
criminelles et obscènes. — Égorgement d'un enfant. —
Les messes noires et le judaïsme. — Les sacrifices d'enfants dans l'antiquité, chez les Juifs et au xviie siècle. —
Aperçu sur l'esprit sémitique. — Il est un ferment de
crime et de dissolution au temps de Louis XIV. — La
mort de Mlle de Fontanges. — Les empoisonnements
jettent la terreur dans Paris. — Le clergé et surtout les
confesseurs reçoivent l'ordre d'empêcher les révélations.
— Les dehors et les dessous d'une société.

I

Nous l'avons dit : quelques-unes des
étoiles de l'hôtel du Marais et de l'hôtel
de Bourgogne avaient traversé, fugitifs mé-
téores, la maison de Catherine Voisin ;
non seulement la de Brie, mais encore la

du Parc, une des meilleures actrices de Molière. Le nom de Molière et celui de la du Parc nous remettent fatalement en mémoire la terrible aventure dont Racine fut le héros — aventure qui faillit le faire jeter à la Bastille.

Thérèse du Parc, ou plutôt Marquise-Thérèse de Gorla, fille d'un opérateur du roi à Lyon, avait épousé du Parc, dit Gros-René. Corneille, déjà vieilli, et son frère Thomas Corneille, furent attirés par cette femme d'un esprit et d'une éducation que l'on ne rencontrait alors que chez les gens de qualité. D'une beauté qui pouvait tenir en échec celle de la Champmeslé, la fascination qu'elle exerçait sur les hommes de son temps lui avait valu les soins et le culte de Molière et de La Fontaine. Corneille, repoussé par elle à cause de ses cheveux grisonnants, se vengea doucement du dédain qu'elle lui témoignait en lui décochant les stances suivantes qu'on ne se lassera jamais de relire :

Marquise, si mon visage
A quelques traits un peu vieux,
Souvenez-vous qu'à mon âge,
Vous ne vaudrez guère mieux.

Le temps aux plus belles choses
Aime à faire cet affront :
Il saura faner vos roses
Comme il a ridé mon front.

Le même cours des planètes
Règle nos jours et nos nuits :
On me vit ce que vous êtes,
Vous serez ce que je suis.

Cependant j'ai quelques charmes
Qui sont assez éclatants
Pour n'avoir pas trop d'alarmes
De ces ravages du temps.

Vous en avez qu'on adore,
Mais ceux que vous méprisez
Pourroient bien durer encore
Quand ceux-là seront usés.

Ils pourront sauver la gloire
Des yeux qui me semblent doux,
Et dans mille ans faire croire
Ce qu'il me plaira de vous.

Chez cette race nouvelle
Où j'aurai quelque crédit,
Vous ne passerez pour belle
Qu'autant que je l'aurai dit.

> Pensez-y, belle Marquise,
> Quoiqu'un grison fasse effroi,
> Il vaut bien qu'on le courtise
> Quand il est fait comme moi.

Ne sont-elles pas délicieuses de fine ironie ces strophes du grand poète mettant la gloire des œuvres de la pensée au-dessus des attraits périssables? Par quelle singulière erreur a-t-on cru qu'elles étaient adressées à une marquise bel esprit de l'hôtel de Rambouillet? Sans doute à cause du prénom de Marquise précédant celui de Thérèse de Gorla inscrit sur le poème, prénom qui prêtait à l'équivoque avec le titre de noblesse qu'il représentait. Si jamais la puissance mystérieuse qui fait de la poésie la dominatrice des âmes et des cœurs a exercé son pouvoir, c'est bien dans le sentiment qui s'exhale de ces vers du grand tragique déjà effleuré par l'aile de la vieillesse, mais toujours fier, toujours noble, toujours convaincu qu'il est l'expression d'une royauté supérieure sur laquelle ne prévaudra point la déchéance du temps : les lettres françaises.

Quant à Molière, il ne se gênait nullement lorsque, devant toute la cour, il adressait à Thérèse du Parc cette déclaration amoureuse dans *le Mariage forcé* : « Vous allez estre à moi depuis la teste jusqu'aux pieds et je serai maistre de tout : de vos petits yeux éveillez, de vostre petit nez fripon, de vos lèvres appétissantes, de vos oreilles amoureuses, de vostre petit menton joly, de vos petits tétons rondelets, de vostre..... Enfin toute vostre personne sera à ma disposition. »

Or, ni Molière, ni La Fontaine, ni Corneille ne furent encouragés par cette belle. Racine, que Louis XIV citait comme un des plus beaux hommes de son temps, et dont la physionomie rappelait le plus celle du roi, qui, par ses manières révélait une grâce achevée, Racine fut celui que distingua Thérèse du Parc et dont elle accepta la cour assidue. Leur liaison fut publiquement avouée. Non seulement « ces Messieurs », comme on disait des écrivains de Port-Royal, refusèrent de voir leur ancien élève, mais ils attaquèrent ouvertement les poètes dramatiques qu'ils dénoncèrent comme des « empoisonneurs publics ». La querelle, littéraire au début, prit un caractère agressif de personnalité et Racine écrivit contre ses maîtres, sous ce titre : « *Lettres à l'auteur des hérésies imaginaires et des deux visionnaires* » un violent pamphlet. Il ne fallut rien moins que la bonne amitié de Boileau pour l'empêcher de publier le second factum (1) aussi profond et aussi aigu que les *Provinciales*. Et cette verve frondeuse qui fit détester de son temps l'auteur d'*Iphigénie* n'a pas peu contribué à lui valoir l'inimitié de la plupart de ses confrères.

En tout cas, il est certain que cette inimitié devint assez dangereuse à un moment donné. Au plus fort de la liaison de Racine avec l'ancienne artiste de l'hôtel du Marais, Thérèse de Gorla, veuve alors de Gros-René,

(1) D'après les conseils de Boileau, Racine ne publia pas cette seconde lettre, il se contenta de l'envoyer. Cette lettre fut retrouvée plus tard dans les papiers de l'abbé Dupin.

devint enceinte. Ils en ressentirent tous deux un vif déplaisir, soit à cause de l'opinion, soit plutôt pour d'autres motifs qu'il vaut mieux taire.

Mlle du Parc avait à son service comme femme de chambre une ancienne sage-femme, du nom de Manon, que la Voisin lui avait procurée.

Or, chez la devineresse de la rue Beauregard, Mlle du Parc avait rencontré toute une bande de matrones vouées aux ténébreux travaux de Lucine (1). C'étaient : la Lepère, la Thomas, la Caillet, la Desponts, et ce furent celles-là qui, précisément, apportèrent leur concours à la comédienne en cette circonstance. Il s'ensuivit une catastrophe, et l'élève favorite de Molière, cette Marquise célébrée par le grand poète Corneille, mourut peu de temps après, en proie à des douleurs épouvantables qui

(1) La déposition de la femme Boutier est très explicite sur les visites de la du Parc rue Beauregard. Voici ce qu'elle déclara : « Se souvient bien néanmoins y avoir vu entr'autres et bien souvent la du Parc, comédienne, qui était la commère de la Voisin et son intime amie. »

firent naître plus tard l'idée d'un empoisonnement.

Et cette fin tragique est corroborée par le témoignage de Boileau (1). L'ami de Racine très lié également avec la du Parc affirme, en effet, qu'elle mourut des suites d'un accouchement.

Cet accouchement prématuré, provoqué par des manœuvres abortives, détermina une péritonite suraiguë qui, en quelques jours, emporta la comédienne — 11 décembre 1668.

D'où avait donc pu surgir ce soupçon du poison versé par Racine à sa maîtresse?

D'un aveu arraché à la Voisin, au cours d'un de ses nombreux interrogatoires. La Voisin avait, en effet, déclaré « avoir fréquenté M^llc du Parc pendant quatorze ans et que la belle-mère de celle-ci, nommée de

(1) Sur les amours de Racine avec la du Parc consulter le très curieux fragment intitulé : *Conversation de M. Despréaux du 12 décembre 1703 recueillie et écrite par M. Mathieu Marais avocat à Paris,*

Ce fragment se trouve à la page 326 du volume des *Mémoires inédits de Brossette sur la vie et les ouvrages de Boileau-Despréaux.*

Gorla, lui avait dit que c'était Racine qui l'avait empoisonnée ». Et pour se disculper d'avoir pris une part quelconque à ce tragique événement la Voisin ajoutait « n'avoir connu la mort de du Parc que quand son corps fut à la porte, exposé pour son enterrement ».

Quelques jours après, interrogée de nouveau sur ce sujet la Voisin déclara qu'elle s'était présentée maintes fois pour voir la jeune femme, mais qu'on n'avait jamais voulu la laisser entrer — cela, par ordre de Racine. Elle se prétendait informée de ce qui se passait par la belle-mère de la du Parc. De plus les filles de la comédienne, retirées à l'hôtel de Soissons chez la fameuse Olympe de Mancini, ne s'étaient nullement gênées pour lui affirmer que Racine était cause de tous leurs malheurs.

Enfin, dans un troisième interrogatoire, la Voisin aggrava encore ses précédentes réponses en déclarant que « de Gorla lui a dit que Racine, ayant épousé secrètement du Parc était jaloux de tout le monde et particulièrement d'elle, Voisin, dont il avait beaucoup d'ombrage et qu'il s'en était défait par poison et à cause de son extrême jalousie, et que pendant la maladie de du Parc, Racine ne partait pas du chevet de son lit, qu'il lui tira de son doigt un diamant de prix et avait aussi détourné les bijoux et principaux effets de du Parc qui en avait pour beaucoup d'argent ; que même on n'avait pas voulu la laisser parler à Manon, sa femme de chambre qui est sage-femme ».. A la torture la Voisin persista énergiquement dans ses déclarations.

Ce fut un moment de stupeur générale. Sur les assurances renouvelées de la célèbre empoisonneuse, Louvois, avec sa brutalité ordinaire, n'hésita pas. Il écrivit à M. de Bezons, du château de Saint-Germain, le 11 janvier 1680 : « Les ordres du Roy pour l'arrêt du sieur Racine vous seront envoyés aussitôt que vous les demanderez. » M. de Bezons était précisément le collègue de Racine à l'Académie française.

Que se passa-t-il? L'influence du roi s'exerça-t-elle immédiatement sur M. de Bezons pour épargner cette honte suprême à l'ami de Mme de Maintenon? Fut-ce, au contraire, M. de Bezons qui comprit, en adroit courtisan, que l'arrestation d'un homme comme Racine lui vaudrait des revanches contre lesquelles il ne ferait pas bon se heurter? Quoi qu'il en soit, l'ordre d'arrestation ne surprit jamais le grand poète à son domicile.

Quant à nous, et bien que ses contemporains aient pu le supposer capable d'une telle infamie, nous n'hésitons pas à croire qu'il n'en a jamais rien été. Mlle du Parc, il faut le dire très haut, mourut positivement des manœuvres criminelles pratiquées sur elle par des sages-femmes. Elle ne fut pas empoisonnée, et la mémoire de son amant, si peu sympathique qu'il fût alors à ses contemporains, doit demeurer indemne d'une pareille accusation.

Et d'ailleurs, qui n'aurait-on pas soupçonné dans ce trop fameux procès? Les

gens de cour comme les gens de lettres
n'avaient-ils pas tous traversé l'antichambre
et le cabinet de la Voisin, ce fameux cabinet
derrière les tapisseries duquel était dissi-
mulé un four destiné à faire disparaître des
ossements humains? La Fontaine, le grand
bonhomme, plus bonhomme que jamais,
était absent pendant la durée de la
Chambre Ardente. A son retour il vint
rendre visite à la devineresse. On lui apprit
qu'elle était incarcérée et même qu'elle
venait de subir la question. Soit feinte naï-
veté, soit distraction réelle, il avait été le
dernier à être informé de ce qui se passait.

Et maintenant, il nous reste à soulever
le voile d'horreur sur les détails desquels
l'enquête de la Chambre Ardente reposait
spécialement, enquête qui avait trait, avant
tout et surtout, à la fameuse cérémonie de
la *Messe noire* célébrée chez la Voisin pour
cette grande dame que le populaire n'osait
encore nommer et qui n'était autre que la
fameuse Françoise-Athénaïs de Mortemart,
marquise de Montespan.

II

C'était au moment de la plus grande vogue de la Voisin, à la fin du mois de janvier 1678. Ce soir-là, le couvre-feu était sonné depuis longtemps (1), lorsqu'une chaise à porteurs, aux rideaux de cuir hermétiquement fermés, s'arrêta rue Beauregard devant une maison située à peu de distance de l'église Notre-Dame-de-Bonne-Nouvelle. Le coup de heurtoir répondait sans doute à un signal convenu car la porte s'ouvrit presque aussitôt. L'inconnue descendit de sa chaise, et l'on vit alors apparaître une femme habillée avec le luxe des personnes de haut rang, le visage couvert d'un masque. Une jeune fille reçut la visiteuse et la fit entrer dans une salle basse. Cette maison n'était autre que celle de la

(1) Il était environ dix heures du soir lorsque Mme de Montespan vint rue Beauregard. Au dire de la fille Voisin elle n'en sortit qu'à minuit.

Biblioth. Nat. F. Fr. 7608, procès de la Voisin.

Voisin. On traversa ensuite un jardin. A l'extrémité était un pavillon dans lequel la personne attendue fut introduite, et là, un spectacle bien fait pour terrifier, la frappa subitement.

Une pièce toute tendue de noir était disposée, et, dans le fond, se dressait un autel préparé comme pour le sacrifice de la messe. Derrière, on apercevait une draperie funéraire, portant une croix blanche tissée dans l'étoffe. L'autel se composait d'un matelas recouvert d'un drap mortuaire avec au milieu, un tabernacle surmonté d'une croix et entouré de cierges noirs. Ces cierges étaient fabriqués avec la graisse des condamnés pendus par le bourreau (1). Un

(1) Le savant et regretté M. Ravaisson, dans les très intéressantes notes de ses *Archives de la Bastille*, dit que la Voisin était la maîtresse de Sanson, le bourreau, qui habitait rue Beauregard. C'est une erreur. Charles Sanson de Longval ne fut nommé exécuteur des hautes œuvres à Paris que le 23 septembre 1688, c'est-à-dire huit ans après le supplice de la Voisin. (Archives nationales, V¹, 540.)

Ce Charles Sanson épousa, le 11 juillet 1699, à l'église Notre-Dame de Bonne-Nouvelle, Jeanne-Renée Dubut, fille d'un maître tourneur de la rue Beauregard. Les Sanson

prêtre à l'aspect vénérable, âgé d'environ soixante-dix ans, était là, revêtu d'ornements sacerdotaux blancs, brodés de pommes de pin noires. Il attendait l'inconnue. C'était l'abbé Guibourg (1).

On le voit, la mise en scène avait été préparée par une main habile, par un cerveau ingénieux qui connaissait son époque, et qui savait qu'avant tout il fallait frapper l'imagination.

Lorsque celle qu'on attendait — suivie de la jeune personne qui n'était autre que

habitaient un vaste immeuble dans la rue Neuve-Saint-Jean, au faubourg Poissonnière.

On a encore désigné comme ayant été l'amant de la Voisin le fameux Mᵉ Guillaume, celui-là même qui exécuta si prestement la marquise de Brinvilliers. Mon opinion est que le bourreau dont il est ici question n'était autre que Nicolas Levasseur, dit Larivière, qui fut destitué en 1688 par arrêt du Parlement. Ce Levasseur demeurait rue Beauregard et était l'amant de la Voisin et en même temps l'ami du mari. Il avait pris pour confesseur et confident le trop célèbre abbé Davot, vicaire de Bonne-Nouvelle, brûlé vif en place de Grève pour impiétés et sacrilèges. Levasseur, dans la circonstance, obtint de ne pas faire office de bourreau, et Davot fut exécuté par ses aides.

(1) C'est ainsi que la fille Voisin, dans sa déclaration décrit les habits sacerdotaux de Guibourg.

Marguerite Voisin, fille de la Voisin — fut entrée, elle se dévêtit aussitôt complètement. On vit alors apparaître une de ces nudités splendides, faites pour tenter le ciseau d'un Coysevox ou d'un Coustou et qui révélait des formes d'une opulence merveilleuse : les hanches étoffées et serpentines soutenaient un torse aux lignes impeccables et la gorge débordante accusait toute la puissance et la fougue d'un tempérament ardent. Le visage demeurait toujours masqué, mais on voyait rouler jusqu'à terre une chevelure blonde crêpelée, lourde, bien faite pour supporter le poids d'un diadème, et dans laquelle avaient dû s'égarer maintes fois les lèvres d'un prince amoureux, car cette femme, on l'a deviné, n'était autre que la fameuse Montespan.

Oui, c'était elle, la superbe, la provocante, l'impudique créature, à cause de qui La Vallière avait pleuré toutes ses larmes. C'était elle qui se livrait à l'obscène curiosité d'un vieillard, elle qui offrait volontairement son corps pour servir d'autel à la célébration d'une messe sacrilége et sur lequel un ministre de la religion catholique allait faire descendre l'hostie en prononçant les paroles de la consécration. C'était bien Montespan telle que nous l'a peinte Mignard, avant de nous montrer Françoise d'Aubigné en robe puce et coiffe dévote, et qui nous a initiés aux grâces orgueilleuses d'Athénaïs de Mortemart, à cette nudité opulente dorée par un dernier rayon de jeunesse. Et cette femme, atteinte du délire des grandeurs au point de se laisser imposer des postures humiliantes devant des prêtres et des sorcières, domine de son écrasante personnalité toute la série des messes noires !

Elle se coucha donc sur cet autel étrange, les jambes pendantes d'un côté, et, de l'autre, la tête appuyée sur un oreiller que soutenait une chaise renversée. L'abbé Guibourg plaça la croix sur la poitrine de la marquise, étendit une serviette sur le ventre et y déposa le calice ; après quoi la cérémonie impie commença, Marguerite

Voisin remplissant l'office de clerc (1).

Aux différentes phases du sacrifice, lorsque le célébrant doit baiser l'autel, Guibourg baisait le corps de la marquise de Montespan.

La forme obscène que prenait cette messe est donc assez démontrée par ces attouchements lubriques. Mais précisément à cause de cette parodie impie du rite catholique, d'accord avec la marquise de Montespan, on avait choisi un prêtre âgé sur lequel un tel acte ne devait plus produire aucun effet (2).

Le moment de la consécration était arrivé. La clochette de Marguerite Voisin résonna; mais c'était un glas qu'elle sonnait! Une porte s'ouvrit. On vit paraître une femme portant un enfant de deux ou trois ans

(1) Biblioth. Nat. manuscrits F. Fr. 7608. Procès de la Voisin, déclaration de Marguerite Voisin.

(2) Voici traduite en quelques mots latins la façon dont on procédait dans les messes noires : *Quotiescumque altare osculandum erat, Presbyter osculabatur corpus, hostiamque consecrabat super pudenda, quibus hostiæ portiunculam inserebat : Missâ tandem peractâ, Presbyter mulierem inibat, et manibus suis in calice mersis, pudenda sua et muliebria lavabat.*

dans ses bras. L'esprit se détourne avec horreur de cette scène sinistre. L'imagination a peine à en concevoir les détails. Un être frêle, un petit garçon acheté un écu à celle qui l'avait mis au monde, à la plus abjecte des créatures, jeta l'étrangeté de sa grâce touchante dans ce sanctuaire maudit. Mystère effroyable, il y eut cette nuit-là un prêtre, un ministre de l'Évangile pour tuer l'un de ceux dont le Christ avait dit en caressant leurs têtes blondes : « Laissez venir à moi les petits enfants ! » Muet, effaré, le malheureux petit être regardait autour de lui. Guibourg se saisit de la frêle victime et l'éleva au-dessus du calice en prononçant les paroles sataniques : « Astaroth, Asmodée, « princes de l'amitié, je vous conjure d'ac- « cepter le sacrifice que je vous présente de « cet enfant pour les choses que je vous de- « mande (1). » Puis le couchant sur la table il l'égorgea, sans être troublé par son doux regard, sans que la vue de son enveloppe délicate d'où il venait de trancher la vie dans

____

(1) Bibliothèque Nat. Manuscrits Fonds Fr. 7608.

sa fleur fit tressaillir en lui la moindre fibre!

Quel cri terrifiant, promptement étouffé par les associés de Guibourg, répondit à cet acte monstrueux !

L'histoire nous montre qu'il est des assassins qu'un regard innocent a fait reculer dans l'exécution du meurtre, mais, plus barbare que les pires scélérats, le prêtre (1) n'hésita pas à commettre ce forfait épouvantable. L'enfant laissa donc retomber sa tête, comme un agneau sous le couteau du boucher, et le sang ruissela dans l'or du calice, sur les vêtements du prêtre, et souilla les membres nus de celle qui lui servait de complice. La descendante d'une des plus nobles

---

(1) Dans une seconde note adressée à Louvois, La Reynie fait de nouveau le portrait de Guibourg : « Cet homme qui ne peut être comparé à aucun autre, sur le nombre des empoisonnements, sur le commerce du poison et des maléfices, sur les sacrilèges et les impiétés, connaissant et étant connu de tout ce qu'il y a de scélérats, convaincu d'un grand nombre de crimes horribles et soupçonné d'avoir eu part à beaucoup d'autres, cet homme qui a égorgé et sacrifié plusieurs enfants, qui outre les sacrilèges dont il est convaincu confesse des abominations qu'on ne peut concevoir. » Bibliothèque Nation. Manuscrits F. Fr. 7608.)

lignées de France n'eut pas un cri, pas une révolte, pour empêcher l'accomplissement d'une pareille monstruosité.

Nous qui évoquons, à travers le passé, cette scène atroce, nous en sommes remué jusqu'au fond de l'âme, et il nous semble entendre la voix de Guibourg prononçant les paroles sacramentelles, en agitant dans le calice la rouge rosée humaine : « Ceci est mon corps, ceci est mon sang. »

Cette consécration terminée, l'officiant lut à haute voix cette bizarre et incompréhensible formule écrite sur du parchemin vierge :

« Je, (ici Guibourg prononça à voix basse les prénoms, noms et qualités de Françoise-Athénaïs de Mortemart, marquise de Montespan), demande l'amitié du Roy et celle de Monseigneur le Dauphin, et qu'elle me soit continuée ; que la Reine soit stérile ; que le Roy quitte son lit et sa table pour moy et mes parents ; que mes serviteurs et domestiques lui soient agréables. Chérie et respectée des grands seigneurs, que je puisse être appelée aux conseils du Roy et savoir ce qui s'y passe; et que cette amitié redoublant plus que par le passé, le Roy quitte et ne regarde Fontanges; et que la Reine estant répudiée, je puisse épouser le Roy (1). »

Enfin, cette messe odieuse achevée, le prêtre arracha les entrailles de l'enfant, les déposa dans un récipient préparé, avec le sang et le fragment d'hostie restant de la communion, et les remit à la marquise de Montespan.

Or, cette messe dite en 1678 fut la dernière de toutes celles qui avaient été célébrées dans le même but et avec le même cérémonial, depuis l'année 1667 (2), époque

(1) Bibliothèque Nat. Manuscrits Fonds Fr. 7608.

(2) La Reynie, dans un des nombreux mémoires adressés à Louvois, insiste tout particulièrement sur les messes noires célébrées par Guibourg, et il croit fermement a la culpabilité de Mme de Montespan. « Guibourg, La Filastre et Galet, écrit-il, en ont convenu après la question de la « femme Filastre et à la confrontation, et ils ont fait « entr'eux et à leur égard une preuve complète sur ces « faits. »

Colbert, effrayé de ces révélations, voulut à tout prix

à laquelle la marquise entra en relations avec la Voisin.

Il est impossible de s'expliquer comment l'amour, l'éloquent et sublime mouvement qui est le noble commentaire de l'origine

sauver Mme de Montespan dont il était l'allié et l'ami. Il eut recours aux lumières d'un avocat célèbre, Claude Duplessis, et lui communiqua les rapports de La Reynie et les interrogatoires des accusés. Duplessis qui avait le talent de tout embrouiller, sut tirer de ces pièces, tout en n'y croyant pas lui-même, un semblant de preuves pour la non-culpabilité de Mmes de Montespan et de Vivonne, et le mémoire qu'il composa, véritable plaidoyer en faveur de la favorite, fut remis au roi. Après en avoir pris lecture, Louis XIV décida que Mme de Montespan ne serait pas impliquée dans cette triste affaire, et il se fit adresser directement les procès-verbaux « dans la pensée, ajoute La Reynie, de ne donner connaissance des charges contre Mme de Montespan à ceux qui, en jugeant la Chapelain, Guibourg, Galet, etc., devaient trouver les mêmes charges ».

De son côté, le lieutenant de police fit parvenir à Louis XIV, par l'intermédiaire de Louvois, un mémoire absolument accablant pour Mme de Montespan au sujet des messes noires et des poudres destinées au roi. De ce rapport il résulte que « les charges contre Mme de Montespan ont encore été de nouveau confirmées, la Filastre n'ayant rétracté que le premier fait » c'est-à-dire celui ayant trait à l'empoisonnement de Mme de Fontanges. Ce second mémoire prouva au roi combien l'accusation était fondée, et pour mettre un terme à ces monstrueuses révélations, Louis XIV n'hésita pas à donner l'ordre au président Boucherat de clore les séances de la Chambre Ardente.

des races, a pu faire naître dans un cœur féminin ces instincts sanguinaires, ces vertiges terrifiants du désir, cet irrésistible besoin de profaner l'idée divine et de parodier une cérémonie sainte? L'homme qui aime peut-il donc être cruel? Le véritable et immuable privilège de la passion n'est-il pas de communiquer au plus dur, au plus vaniteux des mortels, ce délicat fléchissement du cœur, cette tendresse et cette immolation de la volonté à un principe supérieur, aux intérêts d'un être aimé par-dessus tous les êtres? Lorsque les légendes préhistoriques nous montrent Héraklès, jusque là invincible, dompté par un regard de femme, et filant au rouet d'ivoire le fil ténu et soyeux, symbole du lien avec lequel Omphale l'enchaînera, n'ont-elles pas voulu montrer par là le cœur du fauve vaincu par la mystérieuse et adorable blessure, par la piqûre sacrée de l'amour? — S'il a suffi d'un regard de femme, d'une caresse de la voix pour amollir les impassibles et les demi-dieux, comment, je le répète, expliquer que la passion moderne ait vu surgir les barbares coutumes qu'au contraire le seul nom d'Eros faisait disparaître de la terre à l'aube de l'humanité.

III

A quelle cause faut-il donc attribuer ces troubles psychiques, qui ont poussé Athénaïs de Mortemart à se faire l'autel vivant sur lequel devait s'accomplir un tel crime?

En reprenant les faits un à un, il nous semble plausible de dire ceci:

La cause principale fut l'ambition — une ambition démesurée — et non l'amour qu'elle affectait d'avoir pour Louis XIV. Ce n'est que dans l'état névropathique de Mme de Montespan, état que venait encore aggraver la crise cataméniale, qu'il faut chercher l'explication de ces actes qui confondent la raison. Mme de Montespan allait entrer dans sa trente-huitième année. Quoique sa beauté eût jusqu'à ce jour résisté aux injures du temps, sa santé s'altérait. Elle avait, fréquemment des vapeurs, pour nous servir d'une expression en usage au grand siècle. Les scènes qu'elle fit au Roi avec accompagnement de larmes et d'attaques de nerfs sont demeurées célèbres, et le grand Bossuet (1) lui-même, après tant d'autres, a pris soin de nous en instruire.

A la cour d'ailleurs, où tout se savait, on ne manqua pas de la railler de cette déchéance physiologique, et les chansonniers lui adressèrent les couplets les plus mordants et les plus cyniques. En voici un des moins sanglants :

> Savez-vous pourquoi Montespan
> A du chagrin depuis un an ?
> C'est que notre monarque
> Veut de celle qui marque
> Eh bien !... Vous m'entendez trop bien !

De plus, le xvii° siècle est l'époque des vraies mises en scène. Le clergé comprenait

(1) Œuvres de Bossuet. T. XXXVII. Lettres à Louis XIV, p. 95.

le pouvoir qu'exerçait sur les foules toute cette solennité d'appareil ; et ces tragiques spectacles brusquement étalés, laissaient une ineffaçable impression, aussi bien dans l'imagination des grands de la terre que dans celle des petits. On ne s'assimilait pas impunément ce sanglant viatique de la Messe noire. Aussi les prêtres savaient-ils disposer mieux que d'autres des énergiques moyens suggestifs ; ils avaient à un haut degré la conception théâtrale, et le crime commis par l'abbé Guibourg rentre dans la catégorie des sacrifices humains agréables à la divinité.

Un des nombreux rapports de La Reynie (1) fait mention de ces effroyables pratiques qui, cependant, n'étaient pas nouvelles dans l'histoire de la criminalité puisque « l'Écriture Sainte indique cette coutume parmi les Juifs. Dans le procès de la Chambre Ardente, plusieurs accusés, en ont parlé. L'un des enfants de la Filastre paraît avoir été ainsi sacrifié.

(1) Bibliothèque Nat. Manuscrits Fonds Fr. 7608.

Guibourg convient d'en avoir sacrifié cinq. La fille Voisin déclare en avoir vu sacrifier deux et a laissé de grands soupçons qu'il n'en ait été égorgé un grand nombre chez sa mère. Elle n'est pas la seule qui dise d'étranges choses sur ce fait. »

A Paris, au mois de septembre 1676, sur un bruit qu'on enlevait des enfants pour les égorger, une véritable émeute éclata. Le peuple se porta à divers excès contre des femmes soupçonnées d'être « des preneuses d'enfants ». Ajoutons aussi que, déjà, en 1638, on avait prétendu que les enfants trouvés se vendaient vingt sols pour servir à des opérations magiques.

Dans les religions primitives, les sacrifices humains sont des actes absolument légaux. Les hommes croient se rendre la divinité favorable en lui immolant des êtres pleins de vie, et ce sont des jeunes filles, des enfants, qu'ils dévouent à ces pratiques monstrueuses. Seul, le dogme grec semblait répugner à d'aussi farouches sacrifices ; et cependant Athènes n'en envoyait pas moins un tribut annuel de sept jeunes garçons et de sept jeunes filles à la Crète, Iphigénie était éventrée par Calchas sur les rivages d'Euripe, et Polyxène, fille de Priam, immolée par Pyrrhus sur le tombeau d'Achille. Euripide avait chanté ce rite païen. Toutefois, le Jéhovisme gardait le monopole de ces sortes de crimes. Le farouche chasseur Iaveh, ainsi que les Hébreux définissaient Dieu, ne se réjouit que devant les agneaux égorgés. Abraham est tout prêt à tuer son fils, au nom du Très-Haut, et les livres saints exaltent cette effrayante liturgie du sacrifice. Le meurtre, la veille de Pâques, d'un enfant étranger à la race juive, est virtuellement prescrit dans l'*Exode*, chapitre XIII. Qu'on lise l'*Exode* ou les *Nombres*. A chaque page il est question de se racheter par des sacrifices sanglants. L'histoire juive est pleine d'immenses tueries. Après la scène du Veau d'Or, Moïse fait tuer vingt-trois mille hommes. Il fait massacrer tout le peuple madianite, mettre à mort les prêtres et les enfants qu'on avait épargnés et ordonne de ne réserver que les filles vierges.

On ne saurait établir la statistique des enfants sacrifiés, sous Louis XIV, à ces pratiques abominables. Mais ce qu'on peut affirmer c'est qu'au xviie siècle, le clergé (1) était fortement imbu de cet esprit judaïque qui a dicté alors tant de crimes anonymes, perpétré tant d'œuvres ténébreuses, jeté le trouble dans bien des consciences et amené, par contre, toutes sortes de représailles.

(1) Il y eut sous Louis XIV un très grand nombre de prêtres qui furent condamnés et exécutés pour avoir dit des messes noires et sacrifié des enfants. En dehors de ceux que je viens de citer, j'ai eu la curiosité de rechercher dans les papiers de la Bastille, les noms des prêtres ou religieux poursuivis pour impiétés et sacrilèges. La liste en est longue. Pour une période de quelques années seulement (de 1673 à 1680), j'ai relevé les noms suivants : L'abbé Chapelle, mort à l'Hôtel-Dieu, empoisonné par Vanens ; Naïl, curé de Launay ; les abbés Olivier, Parizot, Sacchi, Sebault, Malescot, curé de Saint-Lambert ; Guignard, curé de Bourges ; Dulong, chanoine de Notre-Dame ; Bouchot, confesseur des religieuses de la Saussaye ; Lefèvre, un ami du surintendant Fouquet ; Dussis, Boucher, Lefranc, Lepreux, Bobie, Lempérier, Tierce, Brigallier, aumônier de la grande Mademoiselle ; Dulaurens, vicaire de Saint-Leu : Dubousquet, Rebours, Seysson, Deshayes, les capucns Lejeune et Gérard ; Martinet, frère minime ; Gabriel, religieux de Picpus ; Morel, barnabite, etc., etc.

Un nouveau point d'interrogation se dresse dans notre esprit, lors de la courte apparition de Mlle de Fontanges à la cour de Versailles.

Mme de Montespan, contrairement à ce qui en avait été dit, ne contribua pas à la mort de la jeune favorite. Depuis quelque temps déjà Mlle de Fontanges paraissait gravement atteinte. Elle avait de fréquentes hémoptysies que venait encore compliquer, à la suite d'une fausse-couche, une métrite hémorrhagique. Mais, comme des personnes inconnues, des subalternes avaient essayé de s'introduire chez elle; comme on avait reconnu des tentatives d'empoisonnement sur sa personne, l'opinion publique accrédita certains bruits qui prirent une réelle consistance (1). On chercha à qui sa mort pouvait profiter, et d'un accord unanime, on désigna la marquise de Montespan, que la défa-

(1) « Il courut beaucoup de bruits sur sa mort au désavantage de Mme de Montespan. » — *Souvenirs* de Mme de Caylus.

veur du roi frappait irrémédiablement.

Mais c'est ici que le devoir de l'historien est de donner un démenti à cette accusation très nettement formulée par Saint-Simon et la Palatine. Grâce au rapport des médecins, il est facile aujourd'hui de prouver que la mort de Mlle de Fontanges ne fut pas le résultat d'un crime, — attendu que Louis XIV, effrayé des événements, ayant réclamé l'autopsie de la jeune femme (1), cette autopsie lui donna l'irrécusable témoi-

(1) M. Pierre Clément, dans son beau livre de la *Police sous Louis XIV*, cite à propos de la mort de Mlle de Fontanges, une lettre du roi adressée à M. de Noailles (Manuscrits de la Bibliothèque du Louvre, brûlés en 1871. Cote F 325), lettre dans laquelle Louis XIV semble désirer qu'on ne fasse pas l'autopsie de la jeune favorite.

« Ce désir exprimé par Louis XIV, ajoute M. P. Clément, « s'explique naturellement par la crainte de fournir un « nouvel aliment au procès. Dans tous les cas, ce désir « étant un ordre, *on peut assurer que l'autopsie n'eut pas* « *lieu.* »

M. P. Clément se trompe étrangement. L'autopsie de Mlle de Fontange fut pratiquée à Port-Royal de Paris, en présence de plusieurs médecins. Le *Journal de Hurel*, toujours bien renseigné, confirme le fait, et je m'étonne qu'un écrivain aussi sagace et aussi consciencieux que M. P. Clément ait pu commettre une semblable erreur. Voici ce que dit Hurel : « Le vendredi 27 juin, Madame de Fontanges est décédée la nuit au Port-Royal où l'on a fait ouvrir son

gnage que la duchesse de Fontanges avait succombé aux suites d'une affection de poitrine : pleuro-pneumonie d'origine tuberculeuse, avec épanchement considérable de liquide, « trois pintes », dit le procès-verbal d'autopsie (1).

corps *par ordre de Sa Majesté*. On lui a trouvé un abcès dans l'estomac (*sic*) ou plutôt un épanchement d'eau et les poumons ulcérés. » (Bibliothèque Nation.)

(1) Voici quelques extraits du procès-verbal d'autopsie de Mlle Fontanges que M. P. Clément prétend n'avoir pas été faite.

« ... Hydropisie dans la poitrine, contenant plus de trois pintes d'eau, avec beaucoup de matières purulentes dans les lobes droits du poumon dont la substance était entièrement corrompue et gangrenée et adhérentes de toutes parts. Les lobes de l'autre côté seulement un peu altérés, le cœur un peu flétri, de l'eau sur la membrane qui l'enveloppe en trop grande abondance et de mauvaise odeur. Le ventricule s'est trouvé fort sain et net. Le foie d'une grandeur démesurée et sa partie droite non seulement altérée, mais sa substance corrompue et sa couleur fort chargée. La rate et les reins, les intestins et le mésentère dans une disposition naturelle, excepté quelques glandes au côté droit fort dures et tuméfiées. La matrice et la vessie très saines et naturelles. »

A la suite de cette autopsie pratiquée par le chirurgien Chermineau (?) les médecins présents, Bellay, Petit, Moreau, Thuillier et Vezou conclurent gravement que : « la cause de la mort de la dame doit être uniquement attribuée à la pourriture totale des lobes droits du poumon qui s'est faite en suite de l'altération et intempérie chaude et sèche de son foie qui, ayant fait une grande quantité de sang

Si cette nouvelle accusation (1) avait atteint la marquise de Montespan, c'est qu'on savait de bonne part qu'elle s'était rendue chez la Voisin (2) pour lui demander un poison énergique, et que celle-ci l'avait mise en rapport avec deux empoisonneurs avé-

bilieux et âcre, lui avait causé les pertes qui ont précédé. » Molière, on le voit, est dépassé : il n'a jamais prêté aux médecins de son temps un langage plus grotesque.

(1) Outre le procès-verbal d'autopsie qui justifie complètement Mme de Montespán, il y a encore une autre preuve en sa faveur. C'est la rétractation de la femme Filastre. Soumise à la question, cette misérable avait formellement accusé Mme de Montespan d'avoir fait empoisonner Mlle de Fontanges. Mais, au moment d'être exécutée, prise de remords, « elle a, écrit La Reynie « dans un rapport à Louis XIV, demandé à nous parler « pour nous dire que ce qu'elle a dit ce matin pendant « la question, et même depuis, de la dame Chapelain « sur le fait de Mme de Montespan, n'est pas véritable ; « que ce qu'elle a dit à cet égard n'a été que pour se « libérer de la peine et douleur des tourments et, dans la « crainte qu'on ne la réappliquât à la question, après en « avoir été tirée....., mais elle ne veut point mourir, sa « conscience demeurant chargée de ce qu'elle a dit « contre la dame. » (Bibliothèque Nat. Manuscrits, Fonds Fr. 7608).

(2) A différentes reprises, Mme de Montespan était allée rue Beauregard. La fille Voisin, dans ses interrogatoires, déclare formellement « qu'elle la connaît, qu'elle l'a vue plusieurs fois en lui portant des poudres et autrement ». *Mémoires de la Reynie*, Bibl. Nat., manuscrits 7608.

rés, Romani (1) et la Filastre (2), qui devaient compromettre beaucoup de monde par leurs dénonciations.

(1) Ce Romani, valet à tout faire, était un des familiers de la Voisin. Il sut se rendre indispensable et la célèbre empoisonneuse, pour acheter son silence, dut lui promettre de le marier à sa fille Marguerite. Romani, on ignore pourquoi, ne fut pas jugé par la Chambre Ardente. Il resta trois ans prisonnier à Vincennes; puis de là fut transféré dans la prison de la citadelle de Besançon et « attaché par une chaîne à une muraille le 5 janvier 1683 ».

(2) La Filastre avait d'abord été femme de chambre d'une empoisonneuse de marque, Madeleine Gardé, femme de François Chappelain, contrôleur-général des décimes et trésorier des offrandes et aumônes du roi. Voici au sujet de ces deux femmes une note bien suggestive de la Reynie :

« Filastre et Chappelain, pour laquelle Filastre agissait sont les deux plus extraordinaires femmes dont on ait encore entendu parler. Il y a plusieurs années qu'elles sont l'une et l'autre dans la recherche de toutes sortes de poisons et de maléfices, et il serait difficile d'imaginer de plus grands crimes que le sont ceux dont ces deux femmes se trouvent malheureusement chargées...., etc. »

La Filastre fut condamnée à été brûlée vive en place de Grève. On lui fit préalablement subir la question ordinaire et extraordinaire des broquedins, 30 septembre 1680. Bibl. Nat., manuscrits F. Fr., 7608.

III

A la Cour et à Paris ces révélations causèrent un douloureux étonnement. En haut lieu on exerça une pression énergique sur le clergé. On ordonna aux confesseurs d'imposer le silence à celles d'entre leurs pénitentes qui avaient assisté aux messes dites chez la Voisin, ou qui avaient entretenu des relations avec elle ou ses affiliés. Jamais consciences, imaginations ou esprits ne furent travaillés plus violemment. Il s'agissait de faire taire ceux ou celles qui, se croyant damnés, voulaient livrer leurs complices quand même; d'apaiser les scrupules des têtes faibles, les terreurs des gens superstitieux; d'empêcher les délations par les menaces, la douceur ou la ruse. Jamais la puissance occulte du clergé parisien n'eut à s'affirmer dans des circonstances aussi délicates. Que de larmes furent versées derrière le rideau du confessionnal, que

de soupirs étouffés, que de supplices secrets
endurés par la vision des supplices éternels
que savaient évoquer en temps et lieu les
dispensateurs d'absolutions!

Lorsque le roi eut connaissance des aveux
que la torture arrachait chaque jour aux
coupables, il demeura terrifié des conséquences qui pouvaient résulter, plus tard, de
la procédure contre les empoisonneurs. Il
donna donc l'ordre au Président Boucherat
de couper court aux séances de la Chambre
Ardente (1). Il demeurait écrasé sous cette
force inexorable qui anéantissait sans cesse
autour de lui ses proches et ses amis, et
surtout frappé de voir le bras mystérieux
de l'Église surgir dans l'ombre et servir
de complice aux crimes de l'occultisme. *A
sanguine abhorret Ecclesia*, disait-on. Mais

(1) La Chambre Ardente établie par lettres patentes du
7 avril 1677 a tenu 810 séances. D'après la Reynie « la
Chambre a décrété de prise de corps contre 319 personnes,
de ce nombre, il en a été emprisonné 194 à qui on a fait
le procès ». Bibl. du Corps législatif, *Chambre Ardente*.
Extrait fait par M⁰ Brunet, notaire, de 12 cartons remis
entre les mains de M. le Chancelier garde des sceaux, par
les héritiers de la Reynie.

tout en ayant horreur, tout en refusant d'exécuter elle-même, puisqu'elle livrait au bras séculier, cela ne l'empêchait pas de se prêter à la suppression de ceux qui la gênaient, d'avoir un pied dans toutes les intrigues, et, quoique ayant une conception très haute et absolument souveraine de la grandeur morale, de sombrer dans toutes les persécutions et dans tous les abaisse-ments.

CHAPITRE VII

LA MORT DE MADAME

Henriette-Anne d'Angleterre, duchesse d'Orléans. — Monsieur, son mari. — Liaison indigne de ce prince avec le chevalier de Lorraine. — La cour de Madame. — Mme de la Fayette, amie de Madame. — Attachement de Louis XIV pour sa belle-sœur et jalousie de Monsieur. — Témérité du comte de Guiche. — Ressentiment du chevalier de Lorraine contre Madame. — Elle le fait exiler. — Madame est envoyée vers son frère Charles II pour négocier le traité de Douvres. — Mme de Saint-Martin, sa femme de chambre est une empoisonneuse avérée. — Intelligences du chevalier de Lorraine dans la maison de Madame et dans celle de Monsieur. — Le verre d'eau de chicorée. — Douleurs violentes et subites. — Impuissance des médecins. — Les confesseurs de Madame. — Le curé de Saint-Cloud, le chanoine janséniste Feuillet, M. de Condom. — La mort de Madame, le 30 juin 1670.

L'histoire pourra-t-elle jamais dire son dernier mot sur les personnalités impliquées dans les mystérieux rouages de l'État, sur les morts tragiques, sur les disparitions survenues à l'heure où il s'agissait pour un parti de triompher coûte que coûte? Oui, si la science lui vient en aide, en tirant une conclusion vraie des rapports médicaux qui nous ont été transmis et qui, seuls, sont capables de mettre en lumière certains faits qu'on avait intérêt à laisser dans l'ombre.

S'il est une figure captivante, c'est certainement celle de cette jeune princesse que sa destinée a jetée dans toutes les fluctuations d'événements romanesques, dès son bas âge ; de cette petite-fille de Henri IV, née sur le trône des Stuarts, et qui vint mourir, un peu après sa vingt-sixième année dans toutes les affres d'une agonie atroce, à peu de distance du trône de France.

Henriette-Anne d'Angleterre, duchesse d'Orléans, première femme de Philippe d'Orléans, frère de Louis XIV, est entrée dans la vie marquée par le destin cruel. Elle y est entrée, sous les auspices d'un deuil immense, pour en ressortir, atteinte par ce coup de foudre qui fit éclater en accents solennels, sous la voûte de Saint-Denis, la voix puissante de Bossuet planant majestueusement sur les grands de la terre : « O nuit désastreuse! ô nuit effroyable où retentit tout à coup comme un éclat de tonnerre cette étonnante nouvelle : Madame se meurt! Madame est morte! »

C'est que le temps a beau faire son œuvre et jeter sur de royales physionomies l'effacement des couleurs de la vie. C'est qu'il a beau les reculer de plus en plus loin dans le passé : notre pitié, notre sympathie va les chercher dans le néant. Il suffit que leur existence les ait mêlées à celle de notre pays pour qu'un charme indicible leur soit acquis; et c'est le propre de notre génie national d'empêcher les belles et nobles figures de s'évanouir dans l'ombre de l'oubli par l'impérissable rayonnement dont il les illumine à jamais.

Henriette d'Angleterre, en devenant la femme de Monsieur, de cet indigne époux livré à la merci d'un favori comme le chevalier de Lorraine (1), que Saint-Simon appelle « un vrai Guisard », n'avait que sa nature droite, son bon sens naturel pour se défendre des entraînements que l'abandon devait lui susciter. L'existence était donc douloureuse pour cette petite-fille du Béarnais, qui voyait son mari tenter de ressusciter chez lui la cour de Henri III, car Monsieur n'était qu'une fille dans l'abominable acception du mot et si Louis XIV toléra la liaison de son frère avec le chevalier de Lorraine (2), c'était afin d'avoir un moyen

(1) « C'étoit l'homme de France qui avoit été le mieux « fait, avec un fort beau visage, et qui jusqu'à la fin de sa « vie avoit conservé le plus grand air et le plus audacieux ; « aussi l'étoit-il au dernier point, quoique poli extrême- « ment, mais toujours avec hauteur et plus audacieux « avec Monsieur qu'avec personne. Le goût de ce prince « pour le chevalier de Lorraine a été si public, si opiniâ- « trément éclatant que rien n'a été si public dans toute « l'Europe et a duré depuis leur jeunesse, jusqu'à la fin de « la vie de Monsieur qu'il a toujours gouverné en maître « absolu, à travers tous les mignons qui se sont succédé « les uns aux autres. » (*Journal de Dangeau*, tome IX, p. 60, addition du duc de Saint-Simon.)

Le chevalier de Lorraine mourut subitement dans son hôtel à Paris, frappé par une attaque d'apoplexie « jouant chez lui à l'hombre, le vendredi 8 décembre 1702 ».

(2) Il ne considéra son empire sur Monsieur que pour en

assuré de le dominer. Le duc d'Orléans s'habillait en femme (1), dansait la *pavane*, le *menuet*, la *courante* avec ce favori que l'importance de sa situation avait rendu audacieux. Philippe de Lorraine, né en 1643, était filleul d'Anne d'Autriche et de Mazarin, maréchal de camp et chevalier des ordres, frère des comtes d'Armagnac et de Marsan. Il était aussi chevalier de Malte, abbé de Saint-Jean-des-Vignes, de Soissons, de Saint-Benoît-sur-Loire, de Saint-Pierre de Chartres et de la Trinité de Tyron. On voit que son importance était grande et qu'il fallait compter avec lui.

Dans cette cour corrompue qui effrayait parfois Louis XIV par les abîmes d'auda-

tirer de quoi vivre et répandre splendidement, comme il fit, à ses dépens, toute sa vie, et pour en tirer de la considération et des ménagements du roi, à quoi il réussit pleinement en se mettant entre les deux frères pour ployer le cadet à toutes les volontés de l'aîné et le tenir bas devant lui. Ce fut à quoi le roi l'employa toujours avec succès, moyennant des distinctions et des grâces, et surtout beaucoup d'argent à Monsieur et au chevalier. » (*Journal de Dangeau*, tome IX, p. 60, addition du duc Saint-Simon.)

(1) *Mémoires de l'abbé de Choisy*, collect. Petitot, t. LXIII, p. 127.

cieuse dépravation qu'elle entr'ouvrait sous ses yeux, une princesse à peine âgée de seize ans était faite pour porter ombrage par sa beauté, et surtout par l'influence que son esprit lui avait donnée sur le roi. A qui sa perte pouvait-elle profiter, sinon à ceux qui avaient intérêt à semer la division parmi les souverains alliés de Louis XIV? Comme nous le verrons par la suite, la princesse ne devait-elle pas faire tout au monde pour détacher Charles II de la Hollande que son alliance avec l'Angleterre rendait redoutable à la France, puisque cette même alliance donnait à la flotte anglaise accès dans tous les ports hollandais? Quoi qu'il en soit, et avant d'étudier cette question, si Madame ne fut pas aussi bien la victime d'un crime passionnel que d'un crime politique, voyons à quelles causes il faut attribuer sa mort, objet de tant de controverses de la part de nos principaux historiens.

Les débuts du mariage de la princesse avaient été heureux. Madame s'était choisie

un brillant entourage. On voyait auprès
d'elle la duchesse de Valentinois (1), sœur
du comte de Guiche ; Mmes de Châtillon (2) et
de Créqui (3) ; Mlles de Tonnay-Charente (4)
et de la Trémoille (5) ; enfin la comtesse de
La Fayette, belle-sœur de la fameuse Louise
de La Fayette, amie platonique de Louis XIII,
devenue supérieure du couvent des filles
Sainte-Marie-de-Chaillot, sous le nom de
Mère Angélique. Marie-Madeleine Pioche
de la Vergne, avait épousé, en 1655, le
frère de Louise de La Fayette, et s'était
trouvée liée, dès sa jeunesse, avec Henriette
d'Angleterre qui habitait alors le couvent
de Chaillot avec la reine, sa mère, veuve de

1. Catherine-Charlotte de Gramont, mariée en 1660 à
Louis Grimaldi, duc de Valentinois, prince de Monaco,
morte en 1678.

2. Isabelle-Angélique de Montmorency-Bouteville, née
en 1626, veuve en 1649 de Gaspard de Coligny, duc de Châtillon, remariée à Christian-Louis duc régnant de Mecklem-
bourg.

3. Anne-Armande de Saint-Gelais de Lansac femme de
Charles III duc de Créquy, morte en 1709.

4. Plus tard, Mme de Montespan.

5. Marie-Charlotte de la Trémoille, mariée en 1662 au
duc Bernard de Saxe-Weimar.

Charles Ier : « Comme j'allais souvent dans son cloître, raconte Mme de La Fayette (1), j'y vis la jeune princesse d'Angleterre dont l'esprit et le mérite me charmèrent. Cette connaissance me donna depuis l'honneur de sa familiarité; en sorte que, quand elle fut mariée, j'eus toutes les entrées particulières chez elle ; et quoique je fusse plus âgée de dix ans qu'elle, elle me témoigna jusqu'à la mort beaucoup de bonté et eut beaucoup d'égards pour moi... Jamais princesse, écrivait-elle encore, n'a été également capable de se faire aimer des hommes et adorer des femmes. » L'entourage de Madame répondait donc à ses goûts ; on passait les après-dîner chez elle et on la suivait dans ses promenades. Au retour, le souper avait lieu chez Monsieur. Une partie de la cour s'y rendait également pour entendre les divertissements de la comédie et du concert et participer au jeu de Monsieur. Henriette était le charme et

(1) *Histoire d'Henriette d'Angleterre*, préface page 5.

la grâce de ces réunions. Louis XIV, si dé-
daigneux jadis, fut séduit par ces beaux
yeux « qui paroissaient atteints du désir
de plaire à ceux qui les regardoient et que
chacun pouvoit croire attachés sur lui
seul.... (1) »

On s'en aperçut bien vite.

Monsieur, d'un caractère envieux et jaloux, s'ouvrit à la reine-mère sur le dépit
qu'il ressentait des assiduités du roi pour sa
femme. De son côté, Anne d'Autriche ne
craignit pas de faire des représentations à
son fils. Il s'ensuivit des commérages de
toutes sortes, dont Madame et le roi furent
le sujet; et cependant leur liaison était tout
amicale, car la princesse ne voyait dans le
plaisir de s'attacher son beau-frère qu'un
but d'agrément très légitime auquel sa
naissance et la supériorité de son caractère
lui donnaient naturellement le droit de prétendre. Néanmoins l'un et l'autre résolurent
de ne plus laisser prise à la médisance ; et

(1) *Mém. de l'abbé de Choisy*, t. II, p. 28.

comme ils y prenaient grand soin, le comte de Guiche (1), ce bel imprudent, ce téméraire, ne craignit pas de faire montre, au contraire, de la passion que lui inspirait Madame. La princesse, que nous avons toutes les raisons de tenir pour avoir été parfaitement fidèle à Monsieur, n'en était pas moins sensible au culte qu'on lui rendait, ce qui ne l'empêchait pas, d'ailleurs, de se montrer indignée de la conduite de son mari avec le chevalier de Lorraine. Les dissensions domestiques ne firent qu'augmenter. Monsieur payant d'audace, osa blâmer ouvertement la conduite de sa femme.

Nous avons donc, d'un côté, un prince ombrageux et débauché, de l'autre, une princesse que les années douloureuses de son enfance, la contrainte endurée auprès de la reine sa mère disposaient à se montrer indulgente envers ceux qui lui faisaient goûter

(1) Armand de Gramont et de Toulongeon comte de Guiche, fils aîné d'Antoine III, maréchal de Gramont, né en 1638, mort le 29 novembre 1673 à Creutznach dans le Palatinat du Rhin.

le plaisir de la galanterie. Mais là se bornaient ses imprudences, si toutefois on peut appeler de ce nom une disposition à aimer se voir adulée de tous, ce qui, étant donné le rang occupé par Madame, paraît assez compréhensible puisqu'elle était en quelque sorte tenue de faire bon visage à chacun. De plus, cette inclination à aimer la galanterie ne pouvait être prise en mauvaise part au XVIIe siècle où le sens du mot s'entendait dans une noble acception et signifiait un raffinement de politesse, une satisfaction de l'esprit à être admis dans l'intimité d'une personne de haute naissance. Il n'y avait donc pas lieu de s'étonner si Madame était du nombre de celles à côté de qui l'on aurait pu difficilement vivre sans éprouver le désir de faire quelque impression sur sa personne. Aussi Guiche fût-il à peine exilé du cercle de Madame que le comte de Vardes (1) prit sa place et

(1) François-René Crespin du Bec, marquis de Vardes, comte de Moret, gouverneur d'Aigues-Mortes, mort le 3 septembre 1688.

que la médisance recommença à s'exercer
sur les libertés d'allure de la princesse. La
reine-mère et la reine la reprirent avec
aigreur sur ce qu'elles appelaient, toutes les
deux, ses étrangetés, et il fallut que le roi,
dont l'influence était toute-puissante sur sa
belle-sœur, tentât de la réconcilier avec
Monsieur. C'est alors que le chevalier de
Lorraine ayant été emprisonné dans la for-
teresse de Pierre-Encise et de là transféré
au Château d'If, Monsieur demeura convaincu que la princesse avait sollicité son
départ, et dès lors la vie devint intolérable
pour les deux époux.

Mlle de Montpensier, assez indifférente à
l'égard de Madame, raconte « qu'à ce moment elle se plaignait amèrement de son
mari : « Si j'ai fait quelques fautes, disait-
« elle, que ne m'a-t-il étranglée dans le
« temps qu'il prétendoit que je lui man-
« quois? De souffrir qu'il me tourmente
« pour rien, je ne le saurais supporter. Elle
« en parlait honnêtement, hors quelques
« mots de mépris qui lui échappèrent. Ce

« fut dans ce temps-là que le roi fit sortir
« le chevalier de Lorraine du Château d'If
« et qu'il l'envoya en Italie. Ainsi, Mon-
« sieur et Madame furent raccommodés
« par les exhortations du roi qui, par l'ou-
« verture de la prison, voulut pacifier le
« désordre qu'elle avait causé. Monsieur
« croyait toujours que Madame y avait
« contribué (1). »

En dépit de ces intrigues, Madame allait
être appelée à jouer un rôle digne d'elle.
Dans le courant de mai 1670, le roi eut
l'heureuse pensée de lui confier une impor-
tante mission.

Il s'agissait de détacher Charles II de
l'alliance de la Hollande et de la Suède.
L'Angleterre unie à la Hollande, il était certain, ainsi que nous l'avons déjà dit plus
haut, que les ports hollandais devenaient
un véritable danger pour la France. Le roi
méditait donc la ruine des Pays-Bas. En
même temps, il n'était pas fâché de se ven-

(1) *Mémoires de Mlle de Montpensier*. Bibl. Charpentier.

ger d'un pays d'où partaient tant de libelles diffamatoires contre lui et sa belle sœur. La princesse accepta avec empressement de servir d'intermédiaire. On prit pour prétexte de son départ un voyage en Flandre, destiné à montrer à la reine les villes provenant des droits qui lui étaient reconnus et qu'on venait de réunir à la Couronne. En réalité, ce voyage cachait celui de Madame à Douvres. Turenne seul était dans le secret des négociations que Monsieur devait ignorer et qu'il parvint cependant à connaître (1).

La cour séjourna à Calais. Madame en profita pour gagner Douvres où se trouvait Charles II. Au bout de vingt jours, la princesse revenait avec un traité qui nous garantissait l'alliance de l'Angleterre. Ce bril-

(1) Ce fut Turenne, très épris à cette époque de Mme de Coëtquen, sœur cadette de Mme de Soubise qui révéla le secret des négociations. Mme de Coëtquen d'après la Palatine en fit part au chevalier de Lorraine son amant « et celui-ci à Monsieur qui fut très irrité contre sa femme et contre le roi, et qui s'emporta contre eux ». Lettre du 24 décembre 1719 (Paris, bibliothèque Charpentier, 1891).

lant succès lui assurait définitivement les bonnes grâces du roi.

Et cependant, malgré l'importance de la mission dont elle était revêtue et qui avait flatté sa vanité de femme, elle s'était montrée triste pendant le voyage. C'est que la brutalité de Monsieur ne l'avait pas ménagée. Voyant Madame fort abattue, chancelante, il avait eu la cruauté de dire, devant elle, quelques jours avant son départ « qu'on lui avait prédit qu'il aurait plusieurs femmes, et que, vu l'état de santé de la princesse, il se trouvait forcé d'avoir foi aux horoscopes ».

A son retour, Madame vint s'installer à Saint-Cloud. Elle y trouva son mari toujours aussi mal disposé à son égard et regrettant plus que jamais l'absence du chevalier de Lorraine. On touchait à la fin du mois de juin : la chaleur était excessive et Madame, en raison des fatigues de son voyage, l'éprouvait plus particulièrement. Malgré l'avis d'Yvelin, son premier médecin, elle voulut prendre, le vendredi, un bain dans la Seine. Le lendemain, elle se trouva plus souffrante, ce qui ne l'empêcha pas de prolonger jusqu'à une heure avancée de la nuit, sa promenade habituelle dans le parc. Le dimanche 29 juin, elle se ressentit encore davantage de toutes ces imprudences.

Ce jour-là, Madame avait auprès d'elle son amie, Mᵐᵉ de La Fayette, Mᵐᵉ de Gamaches, Mᵐᵉ de Gourdon, sa dame d'atours, Mᵐᵉ Desbordes et Mᵐᵉ de Saint-Martin, ses femmes de chambre.

Ici il nous paraît indispensable de faire connaître Mᵐᵉ de Saint-Martin, qui était fille d'un bourgeois de Paris, Jean Lottinet, condamné plus tard à être pendu comme empoisonneur.

Mᵐᵉ de Saint-Martin était une aventurière dans toute l'acception du mot. Jolie, spirituelle, elle devait sa rapide fortune à Louvois dont elle avait nourri l'un des enfants.

En reconnaissance de ce service et d'autres plus intimes encore, le jeune ministre avait fait nommer conseiller au Parlement de Metz, le mari de sa protégée, Mazeau de Saint-Martin.

Mais la belle nourrice n'était pas femme à rester confinée dans une ville de province. A ce sujet, de violentes discussions avaient lieu fréquemment entre les deux époux. Un jour, poussé à bout, le conseiller blessa sa femme d'un coup de pistolet. Mme de Saint-Martin quitta aussitôt son mari et s'en vint trouver Louvois qui la recommanda à Madame. A Paris, Lottinet qui était un des familiers de la Voisin conduisit, à différentes reprises, sa fille rue Beauregard. On sut depuis que Mme de Saint-Martin, était venue y chercher du poison pour son mari contre qui elle plaidait en séparation, et, en même temps, pour s'y faire avorter (1).

Elle était, de plus, en rappport avec des

(1) M. Ravaisson croit que Mme de Saint-Martin fut elle-même empoisonnée par son père. C'est une erreur, Mme de Saint-Martin succomba, en 1675, à la suite de manœuvres abortives pratiquées chez la Voisin. Elle reçut les soins de Brayer, médecin de Mazarin et d'Eusèbe Renaudot, médecin du Dauphin qui ne soupçonnèrent même pas la nature de son mal.

empoisonneuses telles que la Bosse et la Vigoureux et avec le fameux abbé Guibourg qu'elle devait amener au Palais-Royal, pour y célébrer « une messe contre Monsieur (1) ».

Et c'était cette même femme, — nous ne craignons pas d'insister sur ce fait, — qui approchait de si près la duchesse d'Orléans.

Était-elle la seule dont on pouvait suspecter la moralité ? Il s'y trouvait encore, Mme de Gourdon, la Gourdon, comme on disait alors, « qui a calomnié Madame auprès de Monsieur, en a dit du mal auprès de tout le monde, et lui a rendu tous les mauvais services qu'elle a pu (2). »

Ajoutons que, dans cet intérieur princier où l'exil du chevalier de Lorraine était de plus en plus commenté, Madame comptait de nombreuses inimitiés. Deux officiers atta-

(1) *Lettre de la Reynie à Louvois* du 16 novembre 1680. Bibl. nat., fonds français 7608.

(2) *Lettres inédites de la princesse Palatine*, p. 49. (Collection Hetzel.) Madame de Sévigné parlant de la Palatine écrit : « Elle est opiniâtre et résolue, elle parle juste et parle sec et souvent elle a fort bon goût : La preuve, *c'est qu'elle hait Mme de Gourdon que je ne peux pas souffrir.* »

chés à la personne du prince, le comte de Beuvron (1), capitaine des gardes et le marquis
d'Effiat (2), premier écuyer, « un homme
corrompu et perdu de vices... qui a toujours sa chambre au Palais-Royal pleine de
putains et de jeunes garçons (3) », correspondaient avec le chevalier ; et un nommé
Morelli, sorte de gentilhomme provençal
l'entretenait quotidiennement de ce qui se
passait. Ce Morelli, au dire de la princesse
Palatine, « volait, mentait, jurait, était
athée et sodomite. Il en tenait école et vendait des jeunes garçons comme des chevaux. Il allait au parterre de l'Opéra pour y
faire ses marchés (4). » On conçoit que, dans

(1) Le comte de Beuvron frère du marquis de Beuvron et
de la duchesse d'Arpajon, second fils du maréchal d'Har-
court. Capitaine des gardes de Monsieur, puis lieutenant-
général de Normandie. Mort à Paris le 18 septembre 1716.
(2) Le marquis d'Effiat, petit-fils du maréchal d'Effiat fils
du frère aîné de Cinq Mars « grand-écuyer et grand veneur
de Monsieur ». Mort le 3 juin 1719 à quatre-vingt un ans.
« C'était un homme de beaucoup d'esprit, grand chasseur
et fort sobre, mais sans âme et parfaitement scélérat. »
(Saint-Simon addition au *Journal de Dangeau*.)
(3) *Lettres inédites*, p. 102.
(4) Lettre du 13 août 1716.

un pareil milieu, la pauvre Henriette d'Angleterre eût de nombreux sujets de tristesse.

Donc, ce même dimanche 29 juin, après s'être rendue chez Mademoiselle dont un peintre anglais faisait le portrait, Madame dîna et aussitôt après se coucha « sur des carreaux, ainsi qu'elle en avait l'habitude dans les après-midi », puis elle fit mettre Mme de La Fayette auprès d'elle. Pendant son sommeil, sa figure prit une expression de souffrance qui effraya son amie. Quand elle se réveilla, son visage était si changé que Monsieur en fit la remarque. Quelques instants après, la princesse se promenait dans le salon avec le trésorier du prince, Boisfranc, et, tout en marchant, elle avouait souffrir beaucoup du côté. Monsieur étant entré peu après avec Mme de Meckelbourg, Madame vint à eux. Presque au même moment, Mme de Gamaches lui apporta le verre d'eau de chicorée, qu'elle avait l'habitude de prendre chaque jour depuis son arrivée. Mme de Gamaches en donna un également à Mme de La Fayette. A peine la princesse

eût-elle bu qu'elle se prit le côté disant,
avec une expression marquée : « Ah! quel
point de côté! Ah! quel mal! Je n'en puis
plus! »

Elle devint presque aussitôt livide : on
s'empressa de la soutenir et de la trans-
porter dans sa chambre. Dès qu'elle fut
déshabillée, elle se jeta de côté et d'autre
dans son lit, disant qu'elle endurait d'horribles souffrances. M. Esprit, son médecin
ordinaire, qui fut appelé en toute hâte,
prétendit que ce n'était que des coliques,
ordonnant les remèdes usités en pareils cas.
Mais le mal empirait, et une demi-heure ne
s'était pas écoulée que Madame se prenait
à crier qu'elle ressentait des douleurs terribles dans le creux de l'estomac, qu'elle
était empoisonnée et que l'on s'était trompé
sans doute de bouteille. Elle insistait pour
qu'on lui donnât du contre-poison.

Monsieur demanda aussitôt qu'on allât
chercher de l'huile, afin de la lui faire
absorber, et ordonna qu'on fît prendre
le reste de l'eau de chicorée à un chien

dans l'espoir de connaître la vérité, et de rassurer Madame. Chose absolument caractéristique, la princesse se plaignait de feu et de douleurs atroces « non du ventre, mais de l'estomac jusqu'à la gorge ». Elle avait les lèvres et les joues enflées. Bien qu'on prétendît que les douleurs abdominales fussent moins violentes, la princesse, dès qu'on essayait de la toucher à cet endroit, poussait des cris épouvantables. Ce qu'elle ressentait dans les flancs était si atroce qu'elle y portait à chaque instant les mains, et qu'elle se déchirait la peau avec les ongles.

Les médecins ne trouvèrent alors d'autres remèdes à lui donner que de l'orviétan, de la poudre de vipère, de l'huile, et différentes drogues qui lui causèrent des vomissements sans la soulager et la mirent dans un état de prostration qu'on prît pour du repos. Elle ne pouvait plus crier, et cependant elle se sentait perdue et envisageait son état avec une force d'âme incroyable, car elle n'avait pas tardé à

acquérir la certitude absolue de sa fin pro-
chaine. Elle l'avait eue, cette certitude,
sans doute dès le premier moment, puisque,
avec cette abondance de cœur que nous
décrit Bossuet, elle avait dit à son mari en
l'embrassant : « Hélas ! Monsieur, vous ne
m'aimez plus il y a longtemps ; mais cela
est injuste, je ne vous ai jamais manqué. »

D'après le récit de Mme de la Fayette l'idée
du poison ne l'abandonna jamais, et c'est
parce qu'elle avait la conviction de ne pouvoir être sauvée qu'elle se résigna tout de
suite à faire le sacrifice de sa vie. Les médecins, eux, qui pour tout au monde, n'auraient cependant pas commis cet oubli dans
la pratique, ne pensaient même pas à lui
tâter le pouls. Il fallut que Mme de Gamaches,
sur l'ordre de Monsieur, entrât dans la
ruelle et s'acquittât elle-même de ce soin.
Elle en ressortit bientôt épouvantée, disant
que la princesse n'avait plus de pouls et que
les extrémités étaient absolument froides.
Voyant les craintes que manifestait le prince
M. Esprit prétendit que cet état était ordi-

naire à la colique, et ajouta qu'il répondait de Madame. Monsieur se mit alors en colère, ajoute Mme de La Fayette, et prétendit « qu'il lui avait répondu de M. de Valois son fils, mort à l'âge de vingt-huit mois, et qu'il était mort; qu'il lui répondait de Madame et qu'elle mourrait encore (1) ».

Le curé de Saint-Cloud vint, et Madame le reçut sans émotion apparente, sans manifester d'effroi. Lorsqu'il se fut retiré, Monsieur s'étant approché de la princesse, elle trouva encore moyen de lui dire une parole douce et obligeante. Pourtant ses souffrances ne faisaient qu'augmenter et elle ne cessait de répéter : « Que l'on me fasse charité de me saigner, car j'étouffe. » On la saigna au bras et au pied : rien n'y fit.

Les médecins Yvelin et Valot étaient présents. Madame distingua Yvelin et lui déclara aussitôt qu'elle était empoisonnée et qu'il fallait la traiter pour ce fait. Mme de

(1) Cet enfant « mourut dans des convulsions » en décembre 1666. Il est probable, étant donné l'état de santé de sa mère qu'il succomba aux suites d'une méningite tuberculeuse, maladie inconnue à cette époque.

La Fayette avoue ne pas avoir deviné si
Yvelin la crut ou non; « mais, écrit-elle, il
agit comme un homme qui n'avait plus d'espérance ou qui ne voyait point de danger. »
Ce même médecin, après un entretien avec
MM. Esprit et Valot, osa venir assurer Monsieur que la vie de la princesse n'était pas
menacée, et Monsieur s'empressa de venir
le redire à Madame. Mais elle l'écouta
d'un air incrédule, et lorsque Monsieur le
Prince (1) vint la voir elle lui répéta qu'elle
se mourait.

Cependant, comme la saignée avait paru
la soulager, Valot s'en était retourné à
Versailles vers les neuf heures et demie,
après avoir ordonné un lavement avec du
séné. Mais l'état de la princesse empirait; elle se plaignait de douleurs atroces
dans la gorge et dans l'estomac, et on ne
lui donnait rien pour l'empêcher de souffrir. En entendant son entourage dire qu'elle
était mieux, elle s'écria : « Cela est si peu
véritable que si je n'étais pas chrétienne, je

(1) Le grand Condé.

me tuerais, tant mes douleurs sont excessives. Il ne faut souhaiter de mal à personne, mais je voudrais bien que quelqu'un
pût sentir un moment ce que je souffre. »

Le lavement ordonné n'ayant produit
aucun effet, MM. Esprit et Yvelin furent
rappelés. Comme son lit était souillé par
les remèdes qu'on lui avait administrés,
elle voulut en changer et eut encore le
courage de se lever et d'aller elle-même
se mettre sur un petit lit qu'on lui avait
dressé. Là, son changement parut si effrayant
qu'on vit clairement la mort sur son visage.
On avait approché des bougies de sa figure
et Monsieur craignait qu'elle n'en fut incom-
modée. Il le lui demanda. « Ah! non, Monsieur, répondit-elle, rien ne m'incommode
plus. Je ne serai pas en vie demain matin,
vous le verrez. » On lui fit alors prendre un
bouillon, ce qui redoubla ses souffrances.
Peu après, vers onze heures et demie, le roi
arriva.

*
* *

Un préjugé populaire veut que la présence d'un souverain dans une demeure où la maladie trône implacable, ne précède la mort que de peu d'instants. Ce qu'il y a de certain, c'est qu'à partir de l'arrivée du roi ces mêmes médecins qui avaient commencé par répondre de la vie de la princesse perdirent la tête et avouèrent alors que « la froideur des extrémités et le pouls retiré étaient une marque de gangrène, » et ils engagèrent Monsieur à faire administrer Madame.

Il se trouva des personnes pour dire à Monsieur que, comme elle n'avait parlé qu'un quart d'heure au curé de Saint-Cloud ce n'était point assez et que, pour son salut il fallait envoyer chercher quelqu'un d'autre. La reine, Mlle de Montpensier, la comtesse de Soissons, Mmes de La Vallière et de Montespan, étaient venues en même temps que Louis XIV. Monsieur dit alors au roi que

le confesseur de la princesse était un capu-
cin (1) qui n'était propre qu'à lui faire honneur dans un carrosse pour que le public
vît qu'elle en avait un; qu'il fallait un autre
homme pour lui parler de la mort. » Et il
ajouta cette étrange parole : « Qui pour-
rait-on trouver qui eût bon air à mettre
dans la *Gazette* pour avoir assisté Madame ? » Ce sang-froid déconcerte, même
chez un prince aussi méprisable. Monsieur
continua : « Ah! j'ai trouvé son fait : l'abbé
Bossuet qui est nommé à l'évêché de Condom. Madame l'entretenait quelquefois. »
On décida donc d'envoyer chercher ce confesseur à mettre dans une « gazette » et on
le fit avertir. Heureusement celui-là savait
parler de foi, d'espérance, de miséricorde.

Mais, en attendant Bossuet, on eut la
fâcheuse idée de demander l'abbé Feuillet,
un chanoine janséniste d'une austérité
effrayante. Et pendant ce temps les méde-

(1) Jean Chrysostome d'Amiens, aumônier ordinaire de
Madame. (*État de la France pour l'année 1669*, t. I, p. 434.)
Il avait l'une des plus belles barbes du royaume : ce qui
explique le langage de Monsieur.

cins continuaient à divaguer. Le roi leur
proposa plus de trente remèdes sur lesquels
ils ne surent rien dire; et comme il rappor-
tait à Madame que les médecins étaient
d'avis qu'il *fallait* attendre, elle se contenta de murmurer qu'il « fallait mourir
dans les formes. »

Louis XIV voulut alors persuader sa belle-
sœur qu'elle n'était pas en si grand péril.
Elle lui répondit simplement qu'il perdait
sa plus véritable amie en elle. Puis, voyant
qu'il fallait se résoudre et abandonner toute
espérance, le roi en larmes, lui fit ses adieux.
Mais, elle, le conjura de ne pas pleurer
parce qu'il l'attendrissait.

Après le roi, ce fut le tour du maréchal
de Gramont qui prit congé de la princesse.
Alors on introduisit l'abbé Feuillet.

L'esprit se refuse à concevoir la sécheresse d'âme, l'épouvantable dureté de cœur
avec lesquelles ce prêtre janséniste marty-
risa moralement l'infortunée princesse qui
avait eu le courage de dire au roi quelques minutes auparavant, qu'elle n'avait

jamais craint la mort, mais qu'elle n'avait redouté que perdre ses bonnes grâces.

L'abbé Feuillet (1), en entretenant la princesse, lui imposait une résignation sans limites ; et, dans l'intervalle de ses exhortations, médecins et apothicaires continuaient à torturer la patiente. Les uns lui faisaient prendre une médecine composée de séné et de sirop de fleurs de pêcher ; les autres lui administraient lavements sur lavements, sous prétexte « que la bile étant fort irritée montait toujours en haut et qu'il fallait la faire descendre ».

Cependant lord Montaigu, ambassadeur d'Angleterre, qu'on avait enfin introduit auprès de Madame, voulut savoir si ce qu'elle endurait était dû réellement au poison, comme elle le croyait. L'abbé Feuillet ayant entendu prononcer le mot poison qui est commun à la langue française et à la langue anglaise, et peut-être

____

(1) Cette rigueur fut sévèrement blâmée en son temps et donna lieu à un opuscule devenu fort rare : « Lettre écrite de la campagne par un docteur en théologie à une dame de qualité. » in-quarto de 9 pages s. l. n. d.

mieux instruit qu'il n'en avait l'air, inter-
rompit vivement la conversation comme s'il
eût craint que la princesse n'en dît trop, et
lui enjoignit rudement de sacrifier sa vie et
de ne pas penser à autre chose. « L'Église
demande à Dieu, lui répétait-il (1), qu'il vous
pardonne tous les péchés que vous avez
commis par tant de mauvaises paroles, par
les plaisirs que vous avez pris aux parfums
et aux senteurs, par tant de regards illicites, pour avoir entendu tant de rapports
et de médisances, par les ardeurs de la con-
cupiscence, par tant de mauvaises envies,
par des attouchements qui étaient défendus
par la loi de Dieu (2) ».

On recule devant l'indignité de cette conduite, le manque de charité et de mansué-
tude d'un ministre de l'Évangile, dont la
mission est de prêcher la paix, la miséri-

(1) Récit de ce qui s'est passé à la mort de H.-A. d'Angleterre par Nicolas Feuillet, Paris, Aubouyn 1686.

(2) Faut-il voir là une allusion à la calomnie rapportée
en ces termes par la princesse Palatine : « Quelqu'un m'a
raconté qu'il (Monsieur) avait surpris Madame et Mme de
Monaco se livrant ensemble à la débauche? » Lettre du
18 octobre 1718.

corde, la pitié. Dans les heures de son agonie, la princesse s'écria avec un affreux désespoir : « Mon Dieu ! ces grandes douleurs ne finiront-elles pas bientôt ? » Ce prêtre fut assez odieux pour lui répondre : « Quoi ! Madame, vous vous oubliez ! Il y a vingt-six ans que vous offensez Dieu, et il n'y a encore que six heures que vous faites pénitence. Dites plutôt, avec saint Augustin : Coupez, Seigneur, tranchez, taillez ! »

Heureusement, celui qui fut le grand consolateur dans cette nuit terrible, celui qu'on appelait M. de Condom, Bossuet, survint enfin pour parler de Dieu à la mourante, comme aucun ne l'avait fait encore. Ce fut, certes, la seule voix qui fit descendre dans le cœur de Madame un accent d'apaisement, un mot d'espoir, une parole de tendresse. « Conservant, nous raconte Mᵐᵉ de La Fayette, toute la politesse de son esprit, Madame trouva moyen de dire à sa première femme de chambre, en anglais, afin que Bossuet ne l'entendît pas : « Donnez « à M. de Condom, lorsque je serai morte,

« l'émeraude que j'avais fait faire pour lui. »

Toutes les autres figures disparaissent devant celle du grand évêque.

A cette minute suprême où les dernières lueurs de la vie se mêlent — en s'affaiblissant — aux sombres brumes de la mort, il est bien le guide qui doit conduire Madame à travers les ténèbres de plus en plus envahissantes. Pasteur compatissant et tendre, il apporte à cette jeune femme qui s'éteint sans affections, poursuivie jusqu'en sa couche royale par les formes de l'implacable étiquette, les paroles d'apaisement que lui inspirent son grand cœur et son génie. Il déchire les voiles qui lui cachent encore le mystère, lui montre des clartés qu'elle ne voit pas, fait passer dans son âme purifiée par la douleur la radieuse espérance de la vie éternelle, et, jusqu'à la fin, la maintient dans ses bras d'apôtre, éperdue, frisonnante, mais toujours attentive. Il lui donne des ailes pour franchir cet inconnu énigmatique, tourment des imaginations les plus fières et les plus robustes.

Et lorsqu'elle s'éteint, c'est lui — pendant une agonie de quelques secondes — qui approche le crucifix de sa bouche, qui recueille les mots que murmurent ses lèvres, qui reçoit le dernier souffle de celle dont il lui reste à retracer la vie dans le plus magnifique langage qu'aient jamais entendu les voûtes de la vieille basilique de Saint-Denis.

A partir du moment où la Princesse eut écouté l'évêque de Condom, elle fut résignée à ce point que Bossuet a pu dire d'elle : « Oui, Madame fut douce envers la mort, comme elle l'était envers tout le monde ».

Même pour ceux qui ont abandonné tous les préjugés dogmatiques, une religion qui repose sur des problèmes aussi augustes, aussi inquiétants que ceux de la destinée humaine a sa grandeur. Si elle implique l'erreur, elle nous apparaît, avec la présence de Bossuet au chevet de Madame, comme revêtue d'une souveraine majesté.

CHAPITRE VIII

L'AUTOPSIE DE MADAME

Misérable cupidité de Monsieur. — Témoignage qu'en rend lord Montaigu, ambassadeur d'Angleterre. — L'autopsie de Madame. — Les médecins français concluent à la mort par le choléra morbus. — Opinion de Littré. — Il se prononce pour un ulcère simple de l'estomac. — Le coup de ciseau du chirurgien Félix. — Discussion de la thèse de Littré et des procès-verbaux d'autopsie. — Madame a été empoisonnée par le sublimé. — Preuves médicales. — Preuves morales. — Opinion conforme des gens bien informés au xviie siècle.

A peine Madame eût-elle cessé de vivre, neuf heures après l'absorption du verre d'eau de chicorée, que Monsieur se précipita sur les tiroirs qui contenaient l'argent que la princssse avait reçu de Londres et qu'il s'empara de la somme tout entière. Lord Montaigu, ambassadeur d'Angleterre, raconte ce fait inouï dont il a été témoin

en sa qualité d'exécuteur testamentaire de
la princesse. Il s'agissait d'une somme de
six mille pistoles que Madame avait prié
lord Montaigu de distribuer lui-même à
ses domestiques. « Monsieur, écrit-il, se
saisit de toutes ses clefs et de son cabinet.
Je demandai, le lendemain, à une de ses
femmes où était cet argent, laquelle me dit
qu'il était en un tel endroit. C'était justement les premières six mille pistoles que le
roi notre maître lui avait envoyées. Dans
le temps que cet argent arriva, elle avait
dessein de s'en servir pour retirer quelques
joyaux qu'elle avait engagés en attendant
cette somme. Mais le roi de France la lui
avait déjà donnée deux jours avant que
celle-ci arrivât; de sorte qu'elle avait gardé
toute la somme que le roi son frère lui
avait envoyée.

« Sur cela, j'ai demandé ladite somme
à Monsieur, comme m'appartenant, et que
l'ayant prêtée à Madame, deux de mes
domestiques l'avaient remise entre les
mains de deux de ses femmes, lesquelles

en ont rendu témoignage à ce prince, car elles ne savaient pas que ç'avait été par ordre du roi notre maître. Monsieur en avait déjà emporté la moitié, et l'on m'a rendu le reste. J'en ai disposé en faveur des domestiques de Madame, selon les ordres qu'elle m'en avait donnés en présence de M. l'abbé de Montaigu et de deux autres témoins. Monsieur m'a promis de me rendre le reste que je ne manquerai pas de distribuer entre eux de la même manière.

« Cependant, ajoute lord Montaigu, s'ils n'ont l'esprit de le cacher, Monsieur ne manquera pas de le leur ôter dès que cela parviendra à sa connaissance (1). »

On voit, par ce qui se passait, quelques instants après la mort de la princesse, que les suspicions dans lesquelles on tenait Monsieur et son entourage étaient en quelque sorte justifiées. Il n'y avait

(1) Lettre de lord Montaigu ambassadeur d'Angleterre au comte d'Arlington 6 juillet 1670. Ralph Montagu nommé ambassadeur en France en 1669, mort le 7 mars 1708.

donc qu'un seul parti à prendre en présence des compatriotes de Madame : décider l'autopsie. Elle eut lieu dans la matinée.

Le corps ayant été disposé dans l'antichambre, sur une table, et dans la clarté vive du jour, le visage fut couvert, ainsi que la partie inférieure du corps, d'un drap de fine toile. Au bout de la table c'est-à-dire aux pieds de Madame, vinrent se placer l'ambassadeur d'Angleterre et quelques gentilshommes de la cour de Charles II. A la droite se trouvaient le médecin et le chirurgien anglais. Bourdelot (1) était à gauche, Valot à côté du jeune chirurgien Félix, qui allait pratiquer l'autopsie, et qui avait Yvelin en face de lui. Daquin, Brayer, Lachambre, étaient derrière eux tandis qu'autour de la table se,

(1) Ce Bourdelot qui cumulait les titres de médecin et d'abbé avait une réputation exécrable. Il avait été médecin du grand Condé puis était passé au service de Christine de Suède « cette reine livrée à tous les genres de débauche, même avec les femmes. Elle était redevable de ses vices aux Français et surtout au vieux Bourdelot. C'est lui qui l'avait fortifiée dans toute son inconduite ». Lettre de la Palatine, 10 novembre 1719.

tenaient Blondel (1), Petit (2), Levasseur (3)
et Lebel (4).

L'opération commença.

« Au premier coup de ciseau que l'on
« donna dans le ventre, à la région de
« l'estomac, il en sortit une puanteur hor-
« rible et le ventre s'abaissa beaucoup. On
« continua l'ouverture jusqu'à la serviette
« qui était jusqu'au-dessous du nombril.
« Les intestins parurent tout boursouflés,
« quelques-uns de très mauvaise couleur,
« livides et tendant à la gangrène, entre
« autres l'iléon. La partie des intestins qui
« était près de la vessie du fiel, était toute
« teinte d'un jaune ardent. Au fond des
« intestins, sous le diaphragme, était ré-
« pandue une liqueur jaune blanchâtre,
« que tous les médecins appellent sanieuse

(1) Blondel, François, reçu docteur le 3 août 1632, doyen
de 1658 à 1660, mort le 5 septembre 1682.

(2) Petit, Guillaume, de Coutances, reçu docteur le 20 décembre 1668. Premier médecin du Dauphin.

(3) Levasseur, Claude, né à Paris, reçu docteur le 16 octobre 1639, médecin de la Charité, mort le 26 mai 1684.

(4) Lebel, Gilles, reçu docteur le 6 janvier 1657, mort le
4 septembre 1689.

« et bilieuse, provenue *de la fœtiaux* (sic)
« que l'on avait sentie. Mais on ne trouva
« ni ulcère, ni fond de vomique ; de sorte
« qu'apparemment c'était une sérosité bi-
« lieuse et chylieuse qui était extra-vasée
« et tombée hors des intestins par l'impé-
« tuosité de la bile qui était en fermen-
« tation.

« On trouva le foie d'un jaune fort éteint
« et cendreux, couleur de ventre de biche,
« avec une substance mollasse, ce qui fit
« récrier tout le monde à admirer qu'elle
« eût pu vivre avec un aussi méchant foie.
« La rate était assez bonne et même les
« reins dont le gauche était tant soit peu
« flétri.

« On ouvrit la poitrine. On trouva les
« poumons engorgés d'un sang noir qui
« paraissait échauffé et brûlé ; le gauche
« était attaché aux côtes ; et comme on
« l'ouvrit, on trouva la partie supérieure
« sanieuse. Il fallut regarder l'estomac et
« l'œsophage où probablement devait être
« plus visible la cause de la mort.

« Le ventricule parut au dehors très
« bien conditionné : la substance était
« ferme et blanche comme doit être une
« membrane. Il fut ouvert par-dessus, tout
« du long. On y trouva quantité de bile glai-
« reuse, haute en couleur, qui enduisait
« tout par dedans. On poussa le ciseau jus-
« qu'au bout de l'œsophage qui était tout
« rempli d'une même humeur jaune qui
« montait jusqu'à la bouche. L'orifice infé-
« rieur de l'estomac et l'intestin duodénum
« étaient tout pleins de même humeur, et
« même gorgés de bile épaisse qu'on eût
« amassée à la cuiller : toute cette bile
« venait de la vessie du fiel qui était grossie
« extraordinairement et remplie.

« On ne lui trouva aucun aliment dans
« le ventricule, en ayant vomi si peu qu'elle
« avait. Mais comme c'était un corps sec,
« elle n'avoit que de vaines irritations de
« vomir, qui servaient encore à filtrer la
« bile dans les fibres du ventricule et de
« l'œsophage, et par la contention et effort,
« *lui enfloit les lèvres et les joues.*

« L'expiration de cette méchante bile
« couvée se portant au cœur causait ses
« défaillances, d'autant plus que nul ali-
« ment nouveau ne récréait ses forces, car
« elle *vomissait ce qu'on lui donnait*, et
« comme l'eau qui tombe dans la chaux
« la fait fumer, l'eau, et le bouillon qu'on
« lui donnait, faisaient de même et ser-
« vaient à faire infiltrer dans ses parties,
« en l'atténuant (*sic*) ; aussi sentit-elle ses
« douleurs renouvelées quand elle prit un
« bouillon. Cette bile était fort irritée,
« montant toujours en haut, et les remèdes
« qu'on lui donnait n'ont jamais pu la faire
« descendre, ni même une médecine faite
« avec du séné et sirop de fleurs de pêcher
« qu'on lui administra..., etc. (1) ».

En présence de lésions aussi nettement
caractérisées, les médecins auraient dû —
s'ils n'avaient pas eu d'intérêts à ménager —
tirer des conclusions tout au moins sensées.

(1) Relation de la maladie, mort et ouverture du corps
de Madame par M. l'abbé Bourdelot. médecin. Pièce pour
servir à l'Histoire de France. T. VI, Biblioth. de Saint-Victor.
Manuscrit 712. n° 10.

On ne peut, en effet, expliquer que par la crainte de déplaire au roi l'absurdité de leur rapport qui affirme que « Madame est morte du choléra-morbus dont les causes sont très connues et l'effet ordinaire, ce qui, ont-ils bien soin d'ajouter, ne laisse aucun soupçon de poison lent ni actif (1) ».

*
* *

Dans une étude des plus intéressantes et portant ce titre : « *Madame est-elle morte empoisonnée ?* » Littré se prononce nettement pour la négative. Il conclut, après une discussion des plus serrées, avec une puissance de dialectique merveilleuse, que Madame est morte à la suite de la perforation d'un ulcère simple de l'estomac.

Or, malgré tout notre respect pour l'illustre savant, nous nous permettrons de lui opposer une opinion contraire, en reprenant un à un les motifs de son argumentation.

(1) Pièce pour servir à l'Histoire de France. T. VI. Manus. Fonds Saint-Victor, 712, n° 10.

Pour soutenir sa thèse, Littré se base sur deux documents :

1° Le récit de la maladie fait par Mme de La Fayette ;

2° Le procès-verbal d'autopsie du chirurgien anglais.

Nous allons les examiner successivement tous les deux.

Le récit de Mme de La Fayette nous paraît absolument insuffisant pour faire accepter la conclusion d'un ulcère à l'estomac. En effet, pour établir le diagnostic certain d'ulcère de l'estomac, il faut au moins deux ordres de faits : qu'une hémorragie plus ou moins abondante, se traduisant par une hématémèse, se soit produite ; ou bien que le malade ait enduré des douleurs très violentes et vraiment caractéristiques depuis un certain temps.

Or, le récit de Mme de La Fayette ne relate que de vagues douleurs et aucune hématémèse. Reconnaissons cependant que l'ulcère de l'estomac bien qu'étant resté à l'état latent pendant la vie, peut, parfois amener une mort foudroyante. Dans ce cas la mort est déterminée par l'ulcération d'un gros vaisseau, ou bien encore par perforation ; et, dans ces deux circonstances, l'autopsie rvèle très nettement la cause exacte de la mort.

C'est cette dernière hypothèse que Littré admet pour expliquer celle de Madame, — mais ce n'est qu'une hypothèse qui ne nous semble pas avoir pour elle des preuves suffisantes.

Arrivons maintenant au second témoignage invoqué par Littré : le procès-verbal d'autopsie, rédigé par un chirurgien anglais et ajoutons que Littré s'appuie notamment sur ce fait : qu'on a trouvé un trou dans l'estomac de Madame.

En relisant ce procès-verbal, nous constaterons que cette ouverture n'offrait en aucune façon les caractères constants qu'on observe dans une perforation causée par l'ulcère simple. « Seulement, dit ce même procès-verbal, un petit trou dans la partie moyenne et antérieure, lequel était arrivé par mégarde du chirurgien qui l'avait coupé ; sur quoi je fus le seul qui fis instance. Mais, l'ayant bien visité de près, je n'y trouvai aucune excoriation, ni corrosion, ni noirceur, ni dureté, ni macule, ni lésion d'aucune autre partie. »

Cette perforation due à la maladresse et à l'inexpérience de Félix (1) et que Littré croit pouvoir considérer comme un véritable ulcère de l'estomac frappe tellement le chirurgien anglais qu'à la fin de son procès-verbal d'autopsie, il y revient avec une certaine insistance, et nous sommes étonné que l'illustre savant n'ait pas jugé à propos de citer ce passage pourtant bien instructif. Qu'on en juge : « Ce petit coup d'incision à l'estomac que l'on a éclairci et le mauvais procédé de l'opérateur qui a si mal fait son devoir qu'il ait plutôt voulu dérober aux assistants la vérité de la cause

______

(1) Le choix de ce jeune homme (il n'avait que dix-sept ans) dans des circonstances aussi délicates, nous paraît au moins malheureux. Il ne faut pas oublier que son collègue anglais, Alexandre Boscher, ne put s'empêcher de le blâmer ouvertement.

de la mort que l'éclaircir et démentir. »

Mais deux autres médecins, Bourdelot (1) et Valot, quoi qu'en dise le chirurgien anglais, ont été également frappés de cette incision, et le premier l'a décrite en des termes fort exacts pour l'époque : « Cette ouverture avait été faite en disséquant, car la peau qui était au bord n'était ni cautérisée, ni enflammée, ni avec veines gonflées autour de la peau, n'était point bouffie ni épaisse, ce qui arrive aux plaies qui sont faites dans les corps vivants. »

On le voit, cette description de Bourdelot est exactement la même que celle du chirurgien anglais, et nous ajouterons qu'elle n'a aucun rapport avec l'aspect des lésions

(1) « Il arriva par mégarde, dit Bourdelot, lors de la dissection, que la pointe du ciseau fit une ouverture à la partie supérieure du ventricule, sur laquelle beaucoup de gens se récrièrent demandant d'où elle venait. Le chirurgien dit qu'il l'avait faite par mégarde, et M. Valot dit avoir vu quand le coup avait été donné ». Valot n'est pas d'accord avec ses confrères quant à la nature de la maladie : il prétend que Madame est morte des suites d'un trop grand épanchement de bile et non du choléra-morbus. Les deux opinions se valent. Biblioth. de l'Arsenal. Manus. Conrart. T. XIII, p. 779.

qu'on trouve aux ulcères ayant déterminé une perforation, lésions qui présentent l'apparence suivante :

L'ouverture, ordinairement ronde, mais à bords plus ou moins déchiquetés, forme un bourrelet circulaire épais qui, dans quelques cas, peut offrir une épaisseur de 3 millimètres (1).

Telle est la caractéristique de cette lésion. C'est sa règle habituelle, et on ne peut pas concevoir un ulcère ayant amené la perforation s'il ne présente préalablement de lésions hypertrophiques de ses bords (2).

Littré, pour fortifier son hypothèse de l'ulcère simple de l'estomac, se base sur l'existence d'une péritonite décrite ainsi par le chirurgien anglais : « L'épiploon était tout mortifié et gangrené. Les intestins tendaient aussi à mortification et à putréfaction, etc. (3). »

(1) Luton. *Dictionnaire Jaccoud*, art. Estomac.
(2) Voir *Bull. de la Soc. Anat.* Années 1890 et 1891.
(3) *Mémoire d'un chirurgien du roi d'Angleterre qui a été présent à l'ouverture du corps de Madame.* Biblioth. Nat. Fonds Fr. 17052.

Mais n'avons-nous pas le droit de dire ici que cette péritonite ne peut être interprétée comme une péritonite par perforation, étant donné qu'on n'a trouvé dans le péritoine aucune matière alimentaire, quoique Madame ait pris une certaine quantité de liquides et de drogues : bouillon, lait, huile de ricin, séné avec sirop de fleurs de pêcher, orviétan, poudre de vipère, et surtout la fameuse tisane de chicorée, cause première de tout le mal (1)?

Littré prétend que les médecins ont constaté la présence de l'huile; mais c'est parce qu'il profite de l'équivoque — nous nous

----

(1) M. Jules Loiseleur, le très distingué bibliothécaire de la ville d'Orléans, a consacré dans les numéros des 2, 3 et 4 novembre 1872 du journal *le Temps*, trois articles à la mort de Madame. Il conclut à une péritonite suraiguë déterminée par le bain de rivière pris, le vendredi, malgré l'avis contraire du médecin Yvelin.

De plus, M. Loiseleur démontre, comme nous, que l'ouverture constatée dans l'estomac de Madame est bien due à la maladresse de Félix. Toutefois il se trompe lui-même en attribuant au froid la péritonite de Madame. En effet, une péritonite à marche aussi rapide ne peut être due qu'à une perforation de l'estomac ou de l'intestin ou bien alors à un empoisonnement par un sel caustique tel que le sublimé.

permettrons cette critique, — à laquelle se prête une phrase du rapport d'autopsie que nous rappellerons ici : « ... toute la capacité pleine d'une matière sanieuse, putride, jaunâtre, aqueuse et grasse *comme de l'huile.* » Franchement, n'est-ce pas là donner au texte une signification qui certainement n'est jamais entrée dans l'esprit des médecins?

Tels sont les arguments de Littré en faveur de la thèse qu'il soutient avec un merveilleux talent, arguments que nous considérons scientifiquement comme non probants.

Nous allons maintenant nous placer à un point de vue différent, et nous appuyer, à notre tour, sur les documents médicaux pour démontrer, que la mort de Madame est bien due à un empoisonnement et à un empoisonnement par le sublimé corrosif. Nous croyons pouvoir trouver cette preuve dans les symptômes qu'a présentés la princesse pendant les dernières heures de sa vie et dans les lésions constatées à l'autopsie.

Commençons par établir un parallèle entre les symptômes classiques de l'empoisonnement par le sublimé, et les différents points saillants de la maladie de Madame.

D'après Tardieu, la forme suraiguë de l'empoisonnement par le sublimé — toxique violent, même à très petites doses — se manifeste par les symptômes suivants :

« La tuméfaction de la bouche commence, la sensation de brûlure de la gorge s'étend au creux épigastrique en s'accompagnant de douleurs atroces. Ces phénomènes surviennent aussitôt après l'absorption du poison. Presque immédiatement les nausées sont suivies de vomissements très abondants qui sont soit bilieux, soit composés de mucosités visqueuses. Le ventre est tendu, très douloureux. De fréquentes évacuations alvines ou bilieuses se produisent. La face est alternativement rouge ou décolorée, la peau froide et baignée de sueurs, la prostration considérable. Bientôt le pouls devient petit, faible et filiforme. La respiration lente et anxieuse, quelquefois très difficile à cause du gonflement de la cavité buccale et des premières voies aériennes. Les extrémités se refroidissent, le pouls devient petit, serré, fréquent; des syncopes se manifestent, et, au bout d'un temps variable, la mort vient mettre un terme à ces horribles souffrances. »

Eh bien! il est facile de se remettre en mémoire les passages du récit de Mme de La Fayette répondant aux symptômes décrits par Tardieu :

« Mme de Gamaches lui apporta ainsi qu'à moi un verre d'eau de chicorée qu'elle avait demandé il y avait déjà quelque temps. Mme de Gourdon, sa dame d'atours, le lui présenta; elle le but, et, en remettant d'une main la tasse sur la soucoupe, de l'autre elle se prit le côté et dit avec un ton qui marquait beaucoup de douleur : Ah! quel point de côté! Ah! quel mal! » Elle rougit, et dans le moment d'après, pâlit d'une pâleur livide qui nous surprit tous. On la mit au lit et, sitôt qu'elle y fut, elle cria encore plus fort qu'elle n'avait fait, et se jeta de côté et d'autre comme une personne qui souffrait infiniment. » A ce moment, on croit devoir appeler M. Esprit. « Il vint et dit que c'était la colique... Tout ce que je viens de dire s'était passé en moins d'une demi-heure... Ce qu'on lui donna la fit vomir ; elle en avait déjà eu envie plusieurs fois avant que d'avoir rien pris. Mais les vomissements ne furent qu'imparfaits et ne lui firent rejeter que quelques phlegmes et une partie de la nourriture qu'elle avait prise. L'agitation de ces remèdes et les excessives douleurs qu'elle souffrait la mirent dans un abattement qui nous parut du repos. »

Ce repos dont parle Mme de La Fayette n'est-il pas la prostration signalée précédemment par Tardieu ?

« On lui donna un bouillon parce qu'elle n'avait rien pris depuis son dîner. Sitôt qu'elle l'eût avalé, les douleurs redoublèrent... La mort se peignit sur son visage vers onze heures du soir... Son agonie n'eut qu'un moment et, après deux ou trois petits mouvements convulsifs dans la bouche, elle expira à deux heures et demie du matin, et neuf heures après avoir commencé à se trouver malade. »

A côté de cette description rappelons ce passage significatif du rapport de Bourdelot :

« Madame se plaignait d'un feu (1) et de douleurs cruelles, non du ventre mais de l'estomac jusqu'à la gorge. » Ce médecin constate plus loin « qu'elle avait les lèvres et les joues enflées; qu'elle avait aussi des défaillances, et que l'ingestion de tout liquide était suivie de douleurs atroces et de vomissements ».

N'avons-nous pas le droit d'interpréter ces différentes relations des derniers moments de Madame dans le sens de la description type que nous avons faite, d'après Tardieu, de l'empoisonnement par le sublimé?

(1) Cette sensation de brûlure est également constatée par Mlle de Montpensier : « Elle s'est mise à crier qu'elle « sentait un feu dans l'estomac, qu'elle n'en pouvait plus. » *Mém. de Mademoiselle.* T. IV, p. 144. Edit. Charpentier.

Maintenant, quelles conclusions devons nous tirer des procès-verbaux d'autopsie?

Selon nous, il y avait de la péritonite; les constatations faites sur le cadavre par Bourdelot et par Alexandre Boscher, le chirurgien anglais l'indiquent clairement :

« Au premier coup de ciseau que l'on donna dans le ventre, à la région de l'estomac, il en sortit une puanteur horrible et le ventre s'abaissa beaucoup, etc. Mais on ne trouva ni ulcère, ni fond de vomique; de sorte qu'apparemment c'était une sérosité bilieuse et chylieuse qui s'était extravasée et tombée dans les intestins par l'impétuosité de la bile. »

Il s'agit bien là d'une péritonite suraiguë avec production de sérosité, comme il arrive fréquemment dans l'empoisonnement par le sublimé (1).

----

(1) L'inflammation du péritoine et l'épanchement de sérosité dans sa cavité sont le résultat fréquent de l'empoisonnement par le sublimé corrosif.

Richard Hughes, *Action des médicaments homœopathiques*, traduit de l'anglais et annoté par le docteur Guérin-Méneville. Paris, librairie J.-B. Baillière et fils, 1874.

Nous savons aussi qu'on peut trouver à la surface des intestins et des épiploons des ecchymoses et des suffusions sanguines en plus ou moins grand nombre (1). De plus, le chirurgien anglais nous dit que le « ventricule était en dedans tout fourré et teint d'une bile aduste, (c'est-à-dire brûlée), presque jusqu'en haut de l'œsophage, laquelle se nettoyait aisément avec le doigt, sans que l'on y eût trouvé aucune excoriation. »

Il nous paraît aussi que l'on peut interpréter la lésion décrite (œsophagienne et gastrique) comme un boursouflement et un ramollissement de la muqueuse, ce qui, d'après Tardieu, peut se présenter, assez souvent, dans l'empoisonnement par le sublimé.

Et pour nous résumer sur ce lointain problème historique que soulève encore aujourd'hui la mort de Madame, nous dirons, d'une part, d'après les symptômes constatés pendant la vie et les lésions no-

(1) Tardieu.

tées après lamort que nous ne pouvons conclure, comme Littré, dans le sens d'un ulcère
rond ; et, d'autre part, nous croyons avoir
démontré qu'il y a des présomptions assez
fortes en faveur de l'empoisonnement par le
sublimé.

Enfin, pour compléter cet examen rétro-
spectif, ajoutons que Madame était malade(1)
depuis longtemps et qu'à l'autopsie on con-
stata « que le poumon était adhérent aux
côtes du côté gauche, rempli d'une matière
spumeuse. Le côté droit était meilleur,
mais non pas tout à fait bon. » Cette affection, qui datait de loin, explique les douleurs de côté dont elle se plaignait conti-
nuellement. Mais, dans la circonstance, on
ne peut invoquer ces lésions comme ayant
pu amener une mort aussi brusque. Madame était atteinte probablement d'une
pleurésie tuberculeuse latente, avec lésion
du sommet gauche du poumon — maladie

(1) « Madame la duchesse d'Orléans est fluette délicate
et du nombre de ceux qu'Hippocrate dit avoir du pen-
chant à la phtisie ».

Guy Patin, lettre du 30 juillet 1670 à Falconet.

qui ne s'était pas révélée pendant la vie par des phénomènes accentués.

*
* *

Et maintenant que les faits scientifiques sont groupés de façon positive ; maintenant que les phénomènes qui ont marqué la fin de Madame se rattachent de manière indéniable aux symptômes terrifiants qui accompagnent l'empoisonnement par le sublimé, voyons les preuves morales.

Elles ne nous manqueront pas pour corroborer cruellement l'acte criminel accompli, au XVIIe siècle, à la Cour de France.

Mme de La Fayette, on ne peut le méconnaître, s'efforce d'abord de nier, comme tout bon serviteur d'une maison qui veut lui épargner le scandale. Mais, dans ses *Mémoires de la Cour de France* (1), elle se contredit complètement : Écoutons-la : « La

(1) Mémoires de la Cour de France pour les années 1688 et 1689, à Maestricht chez Jean-Edme Dupont et Philippe Roux, imprimeurs-libraires, MDCCLXXIX.

reine d'Espagne fut empoisonnée, à ce que l'on a jugé, par une tasse de chocolat... Elle mourut, plus âgée de six mois que feue Madame, qui était sa mère, et qui mourut de la même mort et eut à peu près les mêmes accidents. »

Comment expliquer cet étrange revirement entre 1670, date de la mort de Madame, et 1689, date de la mort de sa fille ? C'est que, entre ces deux époques, Mme de La Fayette avait su démêler la vérité à travers les hésitations des médecins. Bouillaud, l'ami de Gassendi, dans une note laissée à la Bibliothèque nationale, écrit en effet : « Plusieurs ont dit et voulu faire croire qu'il y avait du poison ; mais elle est morte de mort naturelle, suivant les médecins français ; de poison, selon les anglais. » Que prouve cette parole ? Que les médecins français étaient persuadés de la nécessité rigoureuse qu'il y avait, pour demeurer bien en cour, à ne laisser planer aucun soupçon sur l'entourage de Madame, soupçon qui aurait infailliblement rejailli sur Monsieur.

Mais lorsque le chevalier Thomas Amstrong annonça au roi d'Angleterre la mort de Madame, Charles II répliqua par cette terrible parole : « Orléans est un coquin ! mais, Thomas, n'en dites rien, sous peine de vie. »

A Zurich, pourquoi voyons-nous la nouvelle de cette mort accueillie par les habitants « avec une démonstration de joie et de circonstances dignes de leurs mauvaises inclinations ? » Pourquoi, sinon comme le fait très justement remarquer Moustier à Colbert » parce que l'intérêt des Hollandais les fait mouvoir (1) ».

Dans un rapport de l'ambassadeur d'Espagne, don Iturieta, à don Diego de la Torre nous trouvons le passage suivant : « Dans une lettre à part, je vous rends compte de la mort de Madame. Je vous dirai par celle-ci, au sujet du verre d'eau qui a été la cause de ce malheur, qu'on dit ici qu'il a été empoisonné. Cela fait que pour établir la faus-

(1) Lettre de Moustier résident en Suisse à Colbert, 18 juillet 1670. Biblioth. Nat. Manuscrits. Fonds Colbert.

seté de ce bruit, et pour donner satisfaction à l'Angleterre, on a ouvert le corps en présence de l'ambassadeur et des médecins anglais qui sont ici. On dit qu'ils ont jugé qu'il n'y avait pas trace de poison. Mais c'est un pays où, dans des occasions moins importantes, chacun mesure ses paroles. Le roi a ressenti extrêment cette mort. Il est certain que les intrigues et les négociations que l'on faisait ici avec l'Angleterre par l'entremise de la duchesse, recevront un grand échec par ce malheur. Et l'on doit espérer qu'ils (les Français) ne sépareront pas le roi d'Angleterre de la triple alliance, chose qu'ils cherchaient tant et cherchaient par toutes les voies imaginables (1) ».

En Angleterre, on persista à croire à l'empoisonnement, et lord Montaigu, ambassadeur de Charles II, apprenant que le chevalier de Lorraine avait obtenu l'autorisation de reparaître à la Cour, laissa éclater son indignation dans une lettre

(1) Archives Nationales. Lettre datée de Paris du 6 juillet 1670.

adressée à son ministre, le comte d'Arlington : « Si Madame, lui écrivait-il, a été empoisonnée, comme la plus grande partie du monde le croit, toute la France le regarde comme son empoisonneur et s'étonne avec raison que le roi de France ait si peu de considération pour le roi notre maître, que de lui permettre de revenir à la cour, vu la manière insolente dont il en a toujours usé avec cette princesse pendant sa vie. »

Ainsi, l'opinion publique, facile à égarer cependant, ne variait pas en dépit des assertions contraires. Mᵐᵉ de Sévigné, si peu explicite en 1670, ne craignait pas d'écrire à sa fille, à propos de la reine d'Espagne, qu'elle était morte comme sa mère, « mandant au roi, qu'elle n'a point de regret de la vie et qu'elle meurt de sa mort naturelle, quoiqu'elle eût dit d'abord comme Madame et comme elle s'en repentant. Enfin, on ne parle pas de poison... ce mot est défendu à Versailles et par toute la France, mais la pauvre princesse est morte (1)! »

(1) Lettre à Mᵐᵉ de Grignan 23 février 1689.

Voilà, il nous semble, des paroles assez significatives. Et si l'on se rappelle quel refuge de jeunes gens suspects et de femmes tarées était le Palais-Royal, on concevra la persistance de l'opinion à croire à une tragédie domestique.

Ce n'était un secret pour personne, par exemple que Mlle de Montalais (1), fille d'honneur de Madame, renvoyée quelques années avant l'effroyable nuit de Saint-Cloud, était en relations suivies avec des empoisonneurs avérés, tels que le chevalier de Vanens, l'avocat Terron du Clauzel Lottinet et Mme de Saint-Martin. Quant aux hommes qui fréquentaient chez Monsieur, c'étaient le marquis d'Effiat, le comte de Beuvron, Morelli et le chevalier d'Hanivel.

A propos de ce dernier personnage, rappelons que Monsieur avait recueilli au Palais-Royal cet empoisonneur, ami de la

(1) Anne-Constance de Montalais, fille de Pierre de Montalais, seigneur de Chambellay et de Renée Leclerc de Sautré, sœur de Mme de Marans. A la suite d'intrigues et de déportements, elle fut conduite, par ordre du roi, au couvent des carmélites de la rue Saint-Jacques.

23.

Voisin. Sur l'ordre du roi, Louvois écrivit, de Fontainebleau, le 31 août 1683, au chevalier de Lorraine, alors plus en faveur que jamais, pour faire cesser un pareil scandale (1). Il y avait, on le voit, dans la maison de Monsieur, plus de monde qu'il n'en fallait pour verser le poison dans la tasse où but l'infortunée princesse. Plus tard, le comte de Beuvron, atteint d'une hallucination étrange, prétendit que Madame lui était apparue et se convertit sous le coup de la terreur qu'il en ressentit. Cette hallucination était-elle ou non le fait d'un remords?

Nous ne parlerons que pour mémoire du récit bien connu de Saint-Simon qui est convaincu de l'empoisonnement de Madame. On sait que le premier maître d'hôtel de Monsieur, Purnon, avait été suspecté. On

(1) « Le roi m'a commandé de vous avertir que le chevalier d'Hanivel contre lequel il y a plusieurs décrets de la Chambre de l'Arsenal est au Palais-Royal dans la chambre de M. Mannevillette, son parent, et que S. M. fera bien aise que Monsieur donne ordre qu'on ne lui donne plus de retraite au Palais-Royal. » Archives de la Bastille, Tome VII, p. 126.

sait également, que le roi avait voulu l'interroger lui-même, aussitôt après la mort de la princesse, lui assurant qu'il aurait sa grâce s'il disait la vérité, — ce que Purnon s'était empressé de faire, — avouant au roi qu'en effet Madame avait été empoisonnée avec un toxique envoyé par le chevalier de Lorraine, mais que Monsieur l'ignorait.

« Or, raconte Saint-Simon, peu de temps
« après le second mariage de Monsieur, le
« roi prit Madame en particulier, lui conta
« ce fait, et qu'il voulait la rassurer sur
« Monsieur et sur lui-même, trop honnête
« homme pour lui faire épouser son frère
« s'il était capable d'un tel crime. Madame
« en fit son profit.

« Purnon était demeuré son premier
« maître d'hôtel. Peu après, elle fit sem-
« blant de vouloir entrer dans la dépense
« de sa maison, le fit trouver bon à Mon-
« sieur, et tracassa si bien Purnon qu'elle le
« fit quitter, et qu'il vendit sa charge, sur la
« fin, au sieur Morel de Vaulonne (1). »

(1) Mémoires de Saint-Simon, ch. XCIV.

Nous ne saurions trop le répéter : on avait grand intérêt à établir qu'il n'y avait pas eu de poison, car on redoutait à Versailles une rupture avec Charles II, et il ne serait pas impossible que, dans la circonstance, les médecins eussent été influencés dans leurs rapports. Madame, seconde femme de Monsieur, qui, ainsi que nous venons de le voir, avait recueilli tout ce que l'on savait à la cour sur cette mort, fortifie singulièrement ces doutes. Elle affirme, dans sa correspondance (1), qu'il n'est que trop vrai que Henriette d'Angleterre a été empoisonnée. Elle cite même le nom du complice du chevalier de Lorraine. « D'Ef-« fiat, dit-elle, n'avait point empoisonné « l'eau de chicorée, mais la tasse de Ma-« dame; et c'était bien imaginé car on a « bu de l'eau de chicorée, mais personne « ne boit dans notre tasse (2). »

(1) Lettres du 26 août 1689 et du 19 juillet 1706. Correspondance complète de Madame. Bibl. Charpentier.

(2) M. J. Lair, dans sa très remarquable *Histoire de Louise de La Vallière* accepte la version de Madame en ce qui concerne l'empoisonnement de la tasse et ajoute

Il fallait que la seconde femme de Philippe d'Orléans eût une bien triste opinion de Monsieur et de son entourage pour exprimer si brutalement sa pensée, tout oseuse et tout audacieuse que nous puissions la considérer et bien que ce fût dans l'intérêt de celui qui devait être plus tard le Régent.

En vérité, comment le doute serait-il permis après un groupement d'indices aussi précis? Comment ne pas se demander, en se reportant à la nuit terrible du 26 juin 1670, pendant laquelle Madame se débattait dans les bras de son mari, si le prince ne frissonnait pas en voyant apparaître en son esprit la figure de l'indigne favori? Non, il n'avait pas contribué aux tortures de Madame;

que « telle était la pratique très fréquente des empoisonneurs de ce temps.

Il est, aujourd'hui scientifiquement démontrée que le poison, par ce procédé, n'a aucune action nocive.

Nous croyons pour notre part, que le toxique a dû être versé dans la tasse, très peu d'instants avant qu'elle fut présentée à Madame. Nous avons déjà dit, d'ailleurs, qu'il ne manquait pas de gens autour d'elle pour se charger de cette besogne.

mais il avait laissé faire ; mais il se doutait qu'un autre lui-même s'était chargé de lui rendre cet office. Et si l'histoire n'est pas en mesure de prouver qu'il y prit une part directe, elle ne peut l'absoudre entièrement, car elle n'ignore pas que la princesse était un obstacle au libertinage de son mari. De plus, il ne faut pas oublier que l'intérêt de trois pays était dans la balance, à côté de la destinée d'une femme : la Hollande (1) voulait à tout prix l'alliance britannique que Madame, représentant le parti français auprès du roi son frère, faisait son possible pour empêcher. La jeunesse et la grâce d'Henriette ne pesèrent pas assez lourd.

On peut donc attribuer ce crime tout aussi bien à la politique qu'au vice qui déshonorait alors la Cour de Monsieur. Les précautions prises par Louis XIV et les dé-

(1) « Ils ont fait croire à Monsieur que les Hollandais avaient donné à Madame un poison lent dans du chocolat. »

Correspondance complète de Madame. Lettre du 13 juillet 1716.

marches tentées auprès du roi d'Angleterre
pour faire croire à une mort naturelle en
sont une preuve manifeste (1). Quant aux
médecins, leur rapport d'autopsie ne fit que
mieux mettre en lumière et la profondeur
de leur ignorance et la grandeur du service
qu'on exigeait d'eux. La science officielle,
si bien domestiquée, a toujours su se taire
à propos devant la raison d'Etat ; et il ne
faut jamais s'étonner de la voir, sous tous

(1) Louis XIV, lui-même, n'était pas rassuré. La lettre
suivante qu'il écrivit à M. de Pomponne, alors ambassadeur
en Hollande, le prouve surabondamment :

« Monsieur de Pomponne,

« Votre dépesche du 26e de l'autre mois ne requérant
aucune réponse précise, je ne vous parlerai que du rude
coup que je viens de recevoir avec toute ma famille de
la main de Dieu qui nous a ôté ma sœur la duchesse
d'Orléans, qu'une *violente colique* a emportée en sept ou
huit heures de temps. Cette disgrâce ne sera pas regar-
dée au lieu où vous êtes du même œil et avec les
mêmes sentiments que je les dois considérer. Il faut se
conformer à la volonté divine et chercher la consolation
dont je puis être capable dans la manière de la mort de
cette princesse qui ne pouvait être plus sainte et plus
chrétienne qu'elle l'a été...

« De Saint-Germain en Laye, le quatrième jour de juillet 1670. »

les régimes, n'apporter qu'un commentaire
discret et souvent mensonger aux soudai-
nes disparitions de personnages en évidence
ou aux causes véritables des morts tragiques.

FIN

Paris. — Imp. L. MARETHEUX, 1, rue Cassette.

TABLE DES MATIÈRES

CHAPITRE PREMIER

LA MÉDECINE AU TEMPS DE MOLIÈRE

CHAPITRE II

LES APOTHICAIRES AU XVII° SIÈCLE

CHAPITRE III

MÉDECINS ET GRANDES DAMES

CHAPITRE IV

LES POISONS

CHAPITRE V

LA MESSE NOIRE

CHAPITRE VI

LA VOISIN

CHAPITRE VII

LA MORT DE MADAME

CHAPITRE VIII

L'AUTOPSIE DE MADAME

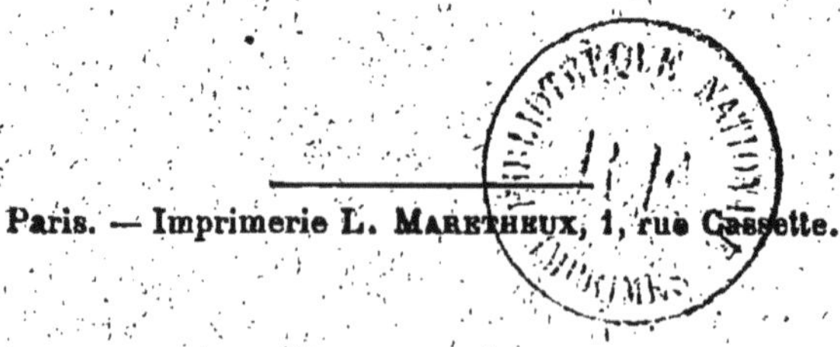

Paris. — Imprimerie L. MARETHEUX, 1, rue Cassette.

9 782019 998011